THÉRAPEUTIQUE

DE LA

PHTHISIE PULMONAIRE.

IMPRIMERIE DE PIHAN DELAFOREST (Morinval),
RUE DES BONS-ENFANS, N°. 34.

THÉRAPEUTIQUE

DE LA PHTHISIE

PULMONAIRE,

Suivie de Notes

1° SUR LA MÉTHODE DE DZONDI
ET LE TRAITEMENT DE LA SYPHILIS EN GÉNÉRAL ;

2° SUR LE TRAITEMENT DU TYPHUS.

Par A. HAREL DU TANCREL.

Morbus morbo sæpenumero tollitur.
KLEINII *Interpres clinicus.*

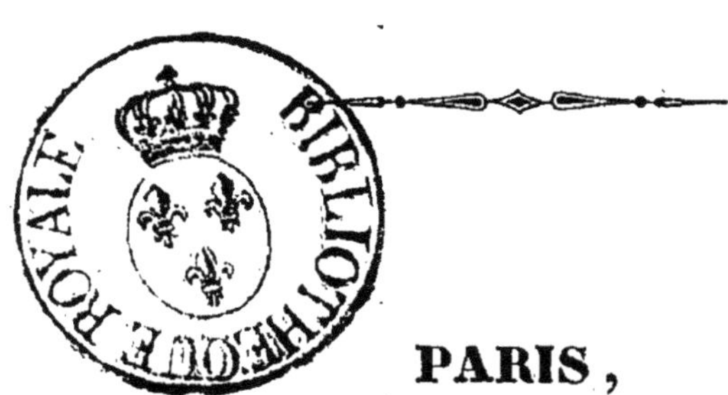

PARIS,

CHEZ ROUEN FRÈRES, LIBRAIRES,

RUE DE L'ÉCOLE DE MÉDECINE, N°. 13.

BRUXELLES,

AU DÉPÔT DE LA LIBRAIRIE MÉDICALE FRANÇAISE.

1830.

A MON AMI

LE DOCTEUR TROUSSEAU,

AGRÉGÉ DE LA FACULTÉ DE MÉDECINE DE PARIS,
CHEVALIER DE LA LÉGION D'HONNEUR.

THÉRAPEUTIQUE

DE LA

PHTHISIE PULMONAIRE.

——————

La phthisie pulmonaire est l'une des maladies qui affligent le plus l'humanité. D'après des relevés faits en Allemagne, elle serait même devenue plus fréquente depuis le siècle dernier. Un préjugé, admis par la pluralité des médecins, fait d'ailleurs considérer cette maladie comme incurable. Elle est, dit-on, au-dessus des ressources de l'art, et il semble que ce soit là un arrêt irrévocable.

On se repose, sur cette fatale sentence, de la dure nécessité qu'il faut subir. Cela est si vrai qu'un grand nombre de médecins renoncent même à toute tentative de guérir, et se bornent à adoucir l'état des malheureux dont le sort leur paraît inévitable. On donne quelques palliatifs ; on prescrit des laitages ou tout autre régime. Un préjugé dont les conséquences sont si graves, mérite donc bien qu'on l'ébranle, s'il se peut, par des faits qui raniment le zèle médical, et fassent renaître l'espérance là où elle n'était plus. Ceux qui, en médecine comme en bien des choses, ont l'habitude de conclure de l'abus contre l'usage, conviendront que du moins ici la tentative est louable, puisque la phthisie pulmonaire, abandonnée à sa marche naturelle, conduit toujours, quand elle est bien déclarée, à une fin qui n'est point douteuse.

Une observation clinique de trois années m'a fait voir un grand nombre de phthisies pulmonaires terminées par la mort. On n'avait rien fait, ou à-peu-près rien, pour en arrêter la marche. D'un autre côté, cette observation m'a offert plusieurs exemples de guérison dus aux secours évidemment efficaces de la médecine. J'ai lu, en outre, un certain nombre d'observations semblables, ou j'en ai ouï parler par des observateurs distingués et dignes de foi.

Serait-ce qu'on eût enfin trouvé un spécifique contre ce mal, ou qu'on fût sur la voie de découvrir le secret de le guérir? Non que je sache ni que je le croie. A moins qu'on ne veuille tenir compte des secrets qui se vendent dans des fioles, je ne connais qu'une sorte de secrets en médecine : c'est la méthode et le tact du médecin ; c'est ce génie médical, en quelque façon pareil à la muse poétique, et dont le médecin, comme le poète, n'a pas le mot souvent lui-même.

Le temps et l'expérience seuls décideront des essais que l'on fait aujourd'hui au moyen du chlore, et qui peuvent devenir fort utiles entre les mains de médecins habiles. Mais, quoi qu'il en soit, je ne pense pas que de nouvelles découvertes doivent faire négliger les agens thérapeutiques qui ont pour eux la sanction d'une expérience plus ancienne et plus complète. Il y a là une sorte de priorité plus profitable peut-être à la médecine que celles que l'on se dispute tous les jours.

Les moyens thérapeutiques dont je veux parler sont connus depuis long-temps ; mais la méthode de les employer, quoique celle de plusieurs grands médecins, est

peu connue. La doctrine sur laquelle repose cette thérapeutique nouvelle, n'est enfin établie nulle part. Je
vais essayer de le faire; je passerai ensuite à l'observation clinique, et l'on pourra juger si l'une est conforme
à l'autre, si celle là trouve sa sanction dans cette dernière.

PREMIÈRE PARTIE.

DOCTRINE THÉRAPEUTIQUE.

CHAPITRE PREMIER.

Quand la phthisie pulmonaire n'est point incurable.

Je ferai part, dans la seconde partie de ce mémoire, de neuf observations qui me sont propres, et j'y ajouterai une ou plusieurs observations empruntées. Sur ces neuf observations, sept ont été couronnées de succès. Pour celles-ci, la médecine semblait devoir échouer dans trois cas, qui étaient tout-à-fait désespérés. Les quatre autres n'ont point offert le même caractère de gravité. Enfin les deux dernières observations présentent des circonstances qui les placent en dehors de celles capables d'infirmer la méthode dont il s'agit, et ainsi, elles ne peuvent pas même être considérées comme des revers.

Il serait tout-à-fait hors de mon sujet d'entrer dans la question de la formation des tubercules. Je ne sais, en aucune manière, comment ils se forment. Eussé-je même une opinion sur ce point, je la tairais. Ceux qui sont curieux de rechercher de telles opinions, en trouveront qui sont d'un plus grand poids que la mienne. Je ne m'arrêterai donc nullement à celles de M. Broussais, de M. Andral et de plusieurs autres médecins. Je ne m'arrêterai pas davantage à l'opinion singulière de sir John Baron, qui rapporte la formation des tubercules à la préexistence des hydatides; qui assimile, en conséquence, l'origine de la phthisie pulmonaire à celle des parasites qui se développent sur un arbre, en raison de sa venue languissante, et qui prétend même que l'on peut produire ces parasites sur les animaux, et par suite une maladie analogue à la phthisie pulmonaire chez l'homme, au moyen d'une nourriture qui fasse languir leur développement.

La distinction de la phthisie pulmonaire en plusieurs espèces, d'après des recherches anatomiques semblables à celles de Bayle, est à son tour parfaitement en dehors de mon objet. Je n'en veux qu'aux résultats pratiques. Tout ce que je dois, tout ce que je veux dire, ne peut que se rattacher à la question de savoir si la phthisie pulmonaire est susceptible de guérison, ou si elle est incurable. Cette question décidée par l'expérience, je dois développer la méthode thérapeutique à laquelle se rattache cette expérience, et rechercher quel rapport il y a entre cette méthode et les phénomènes pathologiques qui constituent la maladie.

Pour ne point divaguer d'un côté, et de l'autre, pour ne point parler de choses sur lesquelles je ne sais rien, je me bornerai donc à la question de l'incurabilité. Cette question est résolue pour moi. La phthisie pulmonaire n'est point incurable, pourvu que les conditions suivantes aient lieu. La première est que, le travail désorganisateur venant à s'arrêter, l'organe pulmonaire ne soit pas tellement détruit qu'il ne puisse plus faire ses fonctions. Cette condition laisse plus de latitude qu'on ne pourrait le penser, et l'organe peut avoir subi une altération profonde sans que tout espoir de salut soit enlevé.

La seconde condition dépend des ressources qui existent encore dans l'organisme, chez tel ou tel individu, après les ravages qu'y a causés la désorganisation d'un organe aussi essentiel à la vie. Il faut, pour que la guérison soit possible, que l'état général de l'organisme soit encore compatible avec un certain degré d'énergie ou de réaction vitale. Si non, vous aurez beau enrayer le travail désorganisateur qui se faisait dans les poumons, aucun mouvement réparateur n'aura plus lieu dans un corps tout-à-fait détérioré, et vous n'aurez aucun moyen de suppléer par l'art à cette énergie vivante qui ne pourra plus s'y exercer, pour réparer et effacer tant de ravages.

Or cet état est tout-à-fait individuel, et dépend de l'âge, du tempérament, de la constitution plus ou moins heureuse, des circonstances de toute la vie, qui ont plus ou moins usé tel ou tel organisme. Nous n'avons aucuns moyens d'apprécier, d'évaluer cet état individuel d'une manière générale. Les généralités seraient même dangereuses ici, en ce qu'elles pourraient conduire à des jugemens erronés, d'après lesquels le médecin renoncerait à tout espoir de guérir. Qui est-ce qui sondera les profondeurs de la vie, et pourra décider, d'une manière abstraite, du degré passé lequel toutes les ressources sont anéanties?... Je ferai remarquer à ce sujet que rien n'est plus fautif, plus dangereux même, que cette manière abstraite d'établir des degrés ou des périodes dans la phthisie pulmonaire, et de dire qu'à telle période il n'y a plus de salut possible. Ce sont là des abstractions de notre esprit, et la nature, dans ses modifications tout individuelles et spéciales, se joue de nous et de nos inductions générales et téméraires. Si donc nous voulons l'étudier sérieusement, et être utiles à nos semblables, observons-la attentivement chez chaque individu, suivons la avec prudence et discernement, obéissons à ses moindres signaux, et surtout soyons sobres de nos abstractions et de nos systèmes.

Il y a une troisième condition nécessaire à la guérison de la phthisie pulmonaire, et c'est une médication convenablement et tout spécialement appropriée à chaque individu. Cette médication doit être en même temps assez énergique pour arrêter le travail désorganisateur de l'organe pulmonaire, et par suite le mouvement consomptif de tout l'organisme. Ici aussi, il faut prendre la nature pour guide, et employer une médication plus énergique et plus rapide, si la réaction vitale est intense et aiguë; plus douce et plus lente, si cette réaction se fait d'une manière plus sourde et plus faible.

Le tact du médecin, le don de l'art seul peut lui servir de règle en ce point. Les mêmes moyens, les mêmes agens, je les ai vus employés sans méthode et par des praticiens peu habiles à les manier : ils sont restés sans effet et sans succès. Je les ai vus maniés avec méthode et avec suite, dans un certain but, par de vrais observateurs : les efforts de ceux-ci ont été couronnés, et j'ai pu juger de la différence. J'ai essayé moi-même d'imiter ces grands modèles, et cette imitation n'a pas été sans quelque fruit. Ainsi s'est formée en moi la conviction, que la phthisie pulmonaire n'est peut-être si souvent incurable, que faute de bien connaître les moyens de la médecine, et que ceux-ci ne sont mécon-

nus que faute de se rendre compte des procédés conser-
vateurs de l'organisme, et de voir par conséquent le
but où il faut tendre, et la méthode qui conduit à ce
but.... Il nous faut donc, avant tout, passer à cette étude
de l'organisme, dans l'état où il se trouve, lorsqu'il
est dévoré par la cruelle maladie qui nous occupe.

CHAPITRE II.

De l'état de consomption.

Il y a deux choses à considérer dans la phthisie pulmonaire, le travail désorganisateur qui se passe dans les poumons, et la dissolution générale de l'organisme qui en est la suite.

Soit que les tubercules soient le produit d'une sécrétion morbide ou qu'ils se forment de toute autre manière ; soit que leur siége primitif soit ou non le tissu cellulaire qui forme le lien des lobules pulmonaires, comme le veut avec plusieurs autres anatomistes le célèbre Baillie, lequel prétend qu'on ne rencontre jamais cette substance anormale à l'intérieur des divisions bronchiques (1); soit encore qu'ils se ramollissent toujours à leur centre en premier lieu, ou que ce ramollissement commence aussi quelquefois par leur circonférence : il suffit au médecin de considérer le travail pathologique qui se passe dans les poumons, en raison de la formation et des transformations successives de ces concrétions particulières.

Si les tubercules viennent à se former en grand nombre et d'une manière précipitée, à l'occasion d'une cause quelconque, il est évident qu'il se fait là un travail de

______

(1) Voyez *l'anatomie pathologique* de cet auteur.

fluxion, et que les élémens de cette formation sont enlevés à quelque partie de l'organisme. Les recherches les plus modernes tendraient à faire croire que la formation des tubercules a surtout lieu aux dépens du tissu osseux, en raison du phosphate de chaux que contiennent ces productions morbides. L'état des os, chez les phthisiques, et en général chez les sujets atteints de maladies tuberculeuses ou scrofuleuses; la connexion qu'il y a entre les maladies tuberculeuses, et toutes celles où les os sont altérés, viennent encore à l'appui de cette opinion. Or voilà un premier désordre.

Un autre désordre, dont il faut tenir compte, est l'atteinte qui est nécessairement portée au jeu de l'organe pulmonaire par la présence de nombreux tubercules dans le parenchyme de cet organe.

En troisième lieu, la médecine et la chirurgie conspirent ensemble pour attester cette loi de l'organisme, par laquelle une réaction vitale a lieu contre toute espèce de produit morbide ou de corps étranger qui entrave le jeu de la vie dans un organe quelconque. Cette réaction doit se faire à plus forte raison dans un organe aussi important que les poumons!, et l'observation nous la reproduit sans cesse. Je ne chercherai pas à résoudre le problème qui consisterait à dire si le ramollissement des tubercules venant à avoir lieu, c'est ce travail morbide qui provoque cette réaction, ou si c'est la réaction vitale contre la présence des tubercules, sorte de corps étrangers au milieu du parenchyme pulmonaire, qui amène le ramollissement de ces derniers. Il me suffit de consigner ici cette réaction, puisqu'elle est réelle, et d'en tenir compte au lit du malade.

L'observation fait voir une auréole inflammatoire, un travail de fluxion sanguine, par lequel la nature se défend si merveilleusement contre tout ce qui entrave le jeu de la vie, autour des tubercules qui passent à la suppuration. Ce procédé pathologique est consécutif à la formation des tubercules, et ceux-ci peuvent exister long-temps dans le parenchyme des organes à l'état de crudité; et je dirais presque à l'état d'innocuité, avant de provoquer le travail de fluxion qui mérite toute notre attention. Cette opinion est celle de M. Brétonneau, de M. Hessert, d'un grand nombre d'observateurs distingués, et ce serait renoncer à toute observation véritable que de vouloir, pour l'amour d'une théorie, que l'inflammation précède et occasionne la formation des tubercules. Nous ne tarderons pas d'ailleurs à voir que les résultats thérapeutiques confirment et sanctionnent entièrement cette manière de voir.

Cependant ce travail de fluxion sanguine a des effets qu'il nous importe de suivre. Le premier est l'altération trop fréquente du parenchyme pulmonaire dans l'endroit où se fait la fluxion, et qui s'étend quelquefois à toute la masse de l'organe. Un autre effet est le trouble qui résulte de ce travail fluxionnaire pour tout l'organisme, et ce trouble général doit nous occuper naturellement après le désordre local dont il est une suite nécessaire.

Aussitôt qu'une parcelle de l'organisme, si petite qu'elle soit, est en proie à une souffrance un peu vive; aussitôt qu'un désordre un peu grave a lieu dans une partie du tout organique, fût-ce l'une de ses parties les plus extrêmes, ce trouble local retentit dans tout l'organisme et surtout au foyer de cet organisme : c'est ce qui constitue le phénomène de la *fièvre*. Une fois que le trouble local a retenti à ce foyer, une fois que le *cœur est malade*, comme dit le bon sens populaire, tout l'organisme est nécessairement malade aussi, tous les organes se ressentent du trouble général, et leurs fonctions en sont par conséquent altérées : vous voyez dès-lors le trouble partout ; vous le voyez dans les organes de l'innervation, dans les organes de la respiration, dans les organes de la digestion, dans les organes des sécrétions, la peau, le foie, les voies urinaires, etc. Comme ces organes réagissaient tout à l'heure d'une manière normale et physiologique, ils réagissent maintenant d'une manière anormale et pathologique, et de là tous les symptômes morbides que vous apercevez.

Ces symptômes, après les avoir déclarés en pure perte pour le sujet malade et avoir en conséquence donné le précepte, sans doute séduisant en théorie, mais non applicable en pratique, de les étouffer dès leur apparition ou de les juguler, on semble porté à les considérer aujourd'hui comme de simples fonctions d'un autre ordre que les fonctions physiologiques, comme des fonctions pathologiques. L'une et l'autre doctrine sont exclusives et infirmées par l'observation. La première conduit à une médecine qu'il n'est plus nécessaire d'attaquer sérieusement, parce qu'elle est déjà surannée et flétrie par le ridicule ; la seconde conduit à une médecine expectante dont la nature démentirait non moins formellement les applications. Sans doute il y a, dans l'état pathologique, un phénomène de réaction vitale dont il faut tenir compte ; mais le trouble, mais l'altération funeste de l'état physiologique, mais *l'irritation*, pour rendre avec les Italiens ce mot à son sens naturel, est un autre phénomène qui s'y rencontre comme le premier, avant lui, et souvent préférablement à lui. C'est ce dont la phthisie pulmonaire fait foi d'une manière bien évidente.

En effet, qu'une épine soit enfoncée sous mon ongle ;

(19)

qu'un virus contagieux ait pénétré dans mon corps;
qu'une influence hostile ait produit son impression sur
quelqu'un de mes organes, le trouble local qui en résul-
tera , provoquera une réaction locale, et ce trouble, en
retentissant dans tout l'organisme, y suscitera une réaction de tout l'organisme aussi. Cependant, la cause du
mal venant à être expulsée, son impression détruite, le
désordre cessera, la fièvre et tous les symptômes morbides s'évanouiront, et le retour à l'état physiologique
aura lieu dès ce moment.

Il n'en est point de même dans la phthisie pulmonaire.
La cause de ce mal est une altération profonde de l'état
organique normal, et, d'un côté, cette cause est inex-
pugnable par un travail critique de la nature, tandis
que, de l'autre, le travail fluxionnaire qui se passe dans
un organe aussi noble, altère et détériore l'un des roua-
ges les plus indispensables de l'organisme. Ce déploiement des forces de la vie est donc ici en pure perte. Non
seulement il est inutile, mais il est encore nuisible; il
aggrave le mal, il accélère la destruction de l'organisme. Celui-ci s'épuise en vains efforts, se dissout pour
ainsi dire, et d'autant plus vite que la réaction vitale est
plus énergique et plus intense. La fièvre ne cesse pas, et
redouble chaque jour comme chaque jour elle éprouve
ses rémissions. La nutrition se déprave de plus en plus,
et cesse enfin tout-à-fait de se faire. Les pertes de l'organisme ne sont plus réparées, et loin qu'aucun mouvement réparateur y ait lieu, tout est en dépense, tout est
en exhalation, jusqu'à ce qu'enfin le dernier souffle soit
exhalé. En vain vous attendriez une crise qui mît un
terme à cette maladie; elle n'est pas possible, et une
telle maladie ne se juge que par la dissolution et la mort.
Delà les nouveaux symptômes, qui s'ajoutent sans cesse

aux symptômes précédens, dans le cours de cette triste affection, et par lesquels on a marqué les degrés ou périodes de la phthisie pulmonaire. C'est ce qui fait que la fièvre est consomptive; c'est ce qui marque la différence qu'il y a entre la *fièvre hectique* et toute autre fièvre. Cela prouve encore que, s'il y a dans l'organisme une énergie, une force vivante qui réagit contre tout ce qui le trouble, cette force ne doit pas être considérée comme intelligente, et que la nature n'est point l'âme intelligente et rationnelle. Faute de comprendre cette nature, les uns l'ont trop exaltée, et les autres l'ont méprisée (1).

Il était nécessaire, pour bien établir la thérapeutique de la phthisie pulmonaire, de courir au moins sur les sommités de la pathologie spéciale de cette affection. Il fallait dire quelque chose de l'état de l'organisme dans la maladie dont il s'agit, pour arriver aux moyens d'y porter remède. La médecine expectante ici n'aboutirait qu'au spectacle d'une fin désastreuse: il fallait justifier une médecine active en cette occasion, en démontrer la rigoureuse nécessité. Une juste idée de la fièvre hectique, dont la phthisie pulmonaire n'offre pas le seul exemple, va nous conduire à une doctrine précise de la méthode thérapeutique.

Toutefois, avant d'aborder cette nouvelle question, je m'arrêterai encore un moment sur cette fièvre. On voit qu'il n'est point nécessaire de recourir avec Reid et les anciens humoristes à la théorie hypothétique de la résorption du pus, pour expliquer cet état de l'orga-

---

(1) Je ne puis entrer ici dans de plus amples considérations. Je me réserve de développer ailleurs toute ma pensée.

nisme. Ce serait une doctrine non moins fausse et mes-
quine, que celle qui, pour s'en rendre compte, n'y ver-
rait qu'une réflexion de la surexcitation des poumons sur
les organes digestifs, et qui regarderait cette ruine de
tout l'organisme, cette dissolution d'une nature si par-
ticulière, comme la conséquence de cette féconde *gastro-
entérite*, le protée de la doctrine physiologique.

CHAPITRE III.

De quelques agens thérapeutiques spéciaux. — Spécialités sur leur emploi et leurs diverses préparations.

Je passe aux moyens thérapeutiques dont j'ai pu observer l'efficacité dans la phthisie pulmonaire, et à la méthode suivant laquelle ces moyens, quand ils ont été efficaces, avaient été employés. On verra que ce sont ces observations d'un côté, et de l'autre, d'autres observations en plus grand nombre, où les mêmes moyens n'avaient été suivis d'aucun résultat, qui m'ont conduit aux considérations pathologiques que j'ai succinctement exposées.

Les agens thérapeutiques dont je veux parler, sont l'acide hydrocyanique, employé suivant les indications de M. Magendie, et surtout la digitale pourprée et l'aconit napel. C'est encore une combinaison de l'aconit napel avec le sulfure de chaux.

Le choix de l'un de ces agens n'est point indifférent. Je m'efforcerai d'établir dans quelles circonstances il semble que l'on doive donner à l'un d'eux la préférence sur les autres. Mais tous ne se sont montrés efficaces, suivant mes observations, que lorsqu'ils étaient administrés d'une certaine manière et dans un certain but que je dirai. C'est donc surtout cette méthode thérapeutique qui doit fixer ici notre attention. Je ne connais pas de remède contre la phthisie pulmonaire, qui soit tel par lui-même et d'une manière absolue ; je n'en connais même pas, en thèse générale, qui soit infaillible contre quelque maladie que ce soit : le succès, s'il tient au remède lui-même, dépend autant peut-être de la manière dont le médecin use des armes que lui fournit l'arsenal pharmaceutique, et le don de l'art consiste précisément à voir le terme où il faut arriver, et à savoir atteindre ce terme.

Ce que je viens de dire, peut, je crois, servir à distinguer, au lit du malade, le médecin, l'artiste véritable, du simple docteur dissertant d'une manière savante et abstraite, et à-la-fois de la bonne femme proposant aveuglément son remède. Je n'entends donc point préconiser, avec une confiance tout empirique, tel remède contre la phthisie pulmonaire. J'entends encore moins dire d'une manière générale et abstraite que le traitement par les narcotiques, les contre-stimulans ou les sédatifs, est celui qui convient dans cette maladie. Non, c'est de la digitale, c'est de l'aconit que j'entends parler, et de la digitale et de l'aconit préparés de telle ou telle manière, administrés de telle ou telle façon et dans des circonstances spéciales : c'est de ces moyens, employés avec ces précautions et d'après ces détails minutieux, que le vieux Fr. Hoffmann appelait *cautelae.* Hors delà, je ne tiens pas plus à ces agens qu'à d'autres, et je n'y trouve pas plus de garantie ou de sécurité.

J'ai peu de chose à dire sur l'acide hydrocyanique. J'ai pu constater une fois ses effets évidemment salutaires, comme j'ai observé une fois aussi l'efficacité de l'acétate de plomb. Je préfère à l'acide hydrocyanique la digitale pourprée, comme un remède plus facile à manier. En effet, aucun signe ne peut guider le médecin dans l'administration de cet acide; on est réduit à le donner aveuglément, d'après les indications de ceux qui l'ont donné en premier lieu ; on ne peut suivre de l'œil son action sur l'organisme, car cette action se passe d'une manière sourde que rien ne trahit à l'observateur, et l'on aurait été trop loin dès qu'on en serait venu à voir cette action se trahir par quelques symptômes. C'est donc un moyen que le médecin ne saurait employer assez timidement, et dont il faut se défier sans cesse, puisque les préceptes que d'autres nous ont transmis sur son administration, s'ils peuvent nous diriger dans plusieurs cas, peuvent aussi nous faire faute en raison de certaines dispositions individuelles. L'action trop énergiquement délétère de cet agent sur l'économie vivante prive ici l'observateur de sa boussole véritable, qu'il trouve dans les symptômes spéciaux de l'action de tel remède sur tel individu, et il ne peut juger de cette action qu'après l'amendement survenu dans la marche de la maladie.

Cependant je ne donnerais pas mon vote, afin que ce médicament fût banni de nos officines, malgré toute la défiance qu'il m'inspire. Ces mêmes dispositions spéciales, qui peuvent le rendre dangereux chez certains individus, peuvent le rendre efficace et salutaire là où la digitale pourprée, où l'aconit napel, auront échoué. J'en citerai un exemple. C'est ainsi que j'aimerais de tenir encore en réserve l'acétate de plomb.

Quant à la digitale et à l'aconit, j'ai eu occasion de me familiariser avec leur mode d'agir sur l'organisme, après avoir été initié à la manière de les administrer par MM. Hessert et Schahl. La digitale peut être administrée de différentes manières, en infusion, en

teinture ou en poudre. Aucune de ces manières n'est in-
différente, et l'infusion est la plus énergique de toutes ,
ce qui doit la faire rejeter dans beaucoup de cas.

J'ai employé l'infusion de digitale d'après la méthode
du docteur Neumann , qui a publié, il y a plusieurs années, un certain nombre d'observations fort remarqua-
bles dans un journal allemand (1). Cette méthode consiste
à faire infuser un demi-gros de feuilles de digitale pourprée sur six onces d'eau, et à faire prendre plusieurs cuillerées de cette infusion par jour, jusqu'à ce que l'on observe les symptômes propres à l'action de cette substance,
comme de légères nausées, des éblouissemens, une sensation de resserrement dans le gosier, de la paresse ou
de l'abattement musculaire, et le ralentissement du
pouls. On suspend alors l'administration du remède
pendant huit jours, cet intervalle étant nécessaire, selon
Neumann, au développement complet des effets de la
digitale, et j'ai constaté la justesse de cette observation.

J'avertis toutefois que le pouls fournit souvent des signes infidèles; il arrive que le pouls conserve sa fréquence long-temps chez certains individus, et que l'on
ne peut attendre son ralentissement pour suspendre
l'usage du remède; il arrive encore que la digitale, dans
certains cas qui sont d'un pronostic peu favorable, au lieu
de ralentir le pouls, produit une irrégularité de la circulation, en vertu de laquelle le pouls éprouve des al-
ternatives de fréquence, voir même de grande agitation
et de ralentissement, et l'on peut l'explorer pendant l'un
de ces intervalles, souvent assez longs, d'agitation et de
fréquence tumultueuse.

---

(1) *Rheinisch-Westphalische Jahrbücher der Medizin von Har-
less.* X^ter Band. 1825.

Les éblouissemens, les vertiges, quoique apparaissant assez ordinairement, ne donnent pourtant à eux seuls que des signes assez incertains. Souvent ils sont remplacés par la sensation d'un vide du cerveau ou celle d'une légère pesanteur de tête, d'une légère céphalalgie. Il arrive d'ailleurs que ces éblouissemens ne prennent le malade quelquefois que lorsqu'il se lève, et que, tandis qu'il est alité, il n'éprouve que des symptômes vagues dont il ne se rend pas compte lui-même et qu'il perçoit d'une manière confuse. Il faut que le médecin, pour saisir ces effets du remède qu'il administre et diriger son traitement en conséquence, redouble d'attention, observe son malade scrupuleusement, lui fasse des questions posées de différentes manières, entre dans des détails minutieux, et qu'il se tienne en garde contre les réponses négatives du malade qu'il examine. La sensation de resserrement au gosier, ou celle d'une déglutition gênée, d'une légère irritation, manque souvent, et il faut encore moins s'y fier pour s'arrêter à propos.

Les signes les plus certains, qui doivent faire interrompre le traitement, sont la prostration musculaire et les nausées, qui vont quelquefois jusqu'à produire de légers vomissemens. Cependant qu'on ne se fie à aucun d'eux exclusivement, mais qu'on saisisse l'ensemble de l'état du malade, qui n'échappera pas à un observateur attentif. Cette attention doit aller jusqu'au scrupule. Il est des individus chez lesquels la réaction de l'organisme, dans les affections provoquées artificiellement comme dans les maladies spontanées, ne se fait que d'une manière sourde et lente. Quelquefois un changement indéfinissable, survenu dans les traits du visage, est le premier indice que remarque le médecin; quelquefois aucun symptôme ne paraît d'une manière prononcée, mais un observateur exercé et scrupuleux remarquera un cer-

tain changement vague dans l'état du malade, une nouvelle physionomie pour ainsi dire de la maladie, un je
ne sais quoi qui échapperait facilement à celui dont le
coup-d'œil serait peu sûr, et qu'il est d'autant plus utile
de saisir, que, chez cette sorte d'individus, il y a peu de
ressort, que la nature réagit peu chez eux et est bientôt épuisée dans ses faibles ressources. Ces sortes d'idiosyncrasies
sont les pauvres de la nature, et il faut ménager leur
misère qui se cache, pour ne point les jeter dans un dénûment plus complet ou même irréparable. Il ne faut
rien moins que l'œil profondément investigateur du médecin, et qu'un examen minutieux et plein de sollicitude,
pour découvrir ce dénûment de l'organisme malade, et
pour pouvoir juger de son état et de la médication qui
lui convient.

Ce que je dis des effets de la digitale, donnée d'après
la méthode de Neumann, doit s'entendre de ses effets,
quel que soit le mode sous lequel on l'administre. Je n'ai
pas fait usage de la seule infusion de digitale, mais encore de sa poudre et de sa teinture. Le plus énergique
de ces trois modes est l'infusion, puis la teinture, et
l'administration de la poudre offre un remède dont l'action sur l'organisme est moins prompte et moins intense
que celle des deux autres préparations. Lorsque la
phthisie pulmonaire affecte un type subaigu, et que la
réaction fébrile se déploie avec une grande énergie, la maladie marchant à pas de géant vers une fin désastreuse, il convient d'user d'une médication énergique aussi, et dont
les effets ne tardent pas à se manifester. C'est alors que
l'on peut, que l'on doit même donner la préférence à
l'infusion de la digitale. Dans les cas au contraire où la
réaction est plus sourde, plus lente, plus faible, la méthode de Neumann n'est point adaptée à cet état de l'organisme, et peut offrir les mêmes dangers que l'acide

hydrocyanique. Alors je préférerai toujours faire usage de la poudre de digitale, soit seule, soit combinée à l'extrait d'aconit. La teinture de digitale tient le milieu, et répond aux circonstances qui se trouvent intermédiaires entre celles où l'infusion est plus appropriée et celles où il vaut mieux user de la poudre de digitale. Je tiens de M. le docteur Stoess une combinaison fort avantageuse de la teinture de digitale avec l'extrait d'aconit, dans la proportion d'un gros de l'extrait sur une demi-once de la teinture. Au reste, sous toutes les formes possibles, la digitale est un remède énergique, et dont on doit surveiller l'action de fort proche. L'administration de ce remède exige que l'on voie le malade tous les jours; car, encore une fois, il n'y a point ici de règle générale à établir, et son action est bien plus prompte et bien plus intense chez certains individus que chez d'autres. De plus, il faut le répéter aussi, l'action de ce remède doit être d'autant plus surveillée, qu'elle ne se décèle pas chez tous les individus par des symptômes qui soient en rapport avec son intensité.

Mais, si l'emploi de cet agent thérapeutique exige de la prudence et du discernement, toutes les fois qu'il sera fait à propos et avec méthode, on peut compter sur des résultats qui dépasseront souvent toute attente. C'est un moyen héroïque dont Neumann, Günther, M. Hessert, M. Schahl (1), feu le docteur Rosenstiel (2), et

____

(1) J'ai vu M. Schahl arrêter en vingt-quatre heures, à l'hôpital civil de Strasbourg, les accès les plus violens de la danse de Saint-Guy, au moyen de l'infusion de digitale. Une grande prostration suivait alors ces accès. J'ai vu le même médecin faire l'emploi le plus heureux de la teinture de digitale dans la phthisie pulmonaire, dans laquelle il obtient de fréquens succès.

(2) Je ne puis m'empêcher de payer ici un tribut à la mé-

beaucoup d'autres ont su tirer le parti le plus avantageux.

Lorsque, d'après le peu de données que nous avons énumérées plus haut, ou d'autres encore dont l'expérience aurait appris à tenir compte, on aura lieu de se défier de la digitale, on trouvera dans l'aconit napel un agent thérapeutique non moins précieux , et bien capable de suppléer à la digitale. L'action de la digitale, tout le parti que la médecine peut en tirer, ne sont pas également connus de tous. Rasori lui-même, qui s'est tant occupé de rechercher l'action des contre-stimulans sur l'organisme, et qui est parvenu à de beaux résultats au sujet du tartre stibié, est resté fort en arrière de ce qu'ont fait quelques médecins de la France et de l'Allemagne, quant à la digitale. Mais vient l'aconit, qui est bien moins connu encore, et sur lequel on a généralement des données tout à fait fausses.

En effet, l'aconit napel passe pour l'un des moyens les plus actifs et même les plus redoutables de la pharmaceutique. Il n'en est point ainsi. Ce médicament n'exerce qu'une action fort lente et peu sensible sur l'organisme ; on peut le porter à une dose fort considérable, comme nous le verrons, sans aucun inconvénient ; il

---

moire de ce bon ami. Feu Rosenstiel était l'un des médecins les plus heureux dans le traitement de la phthisie pulmonaire, dans laquelle il employait souvent l'infusion de la digitale. Jeune encore , il est mort lui-même de cette maladie. Impétueux, impatient, irrégulier dans sa manière de vivre, et d'une imagination bouillante et mobile, il n'a consenti à se soumettre à un traitement suivi que quand le mal était devenu irréparable, et a augmenté ainsi les regrets de tous ceux qui l'ont connu, et dont ses belles qualités lui avaient gagné tous les cœurs.

n'exige point une surveillance active et inquiète comme
la digitale, et même, pour qu'il ait de l'action, il faut
qu'il soit préparé avec un soin particulier. Un grand
nombre de médecins se font une sorte d'épouvantail de
cet agent, faute de le connaître par expérience. La plupart de ceux qui en parlent ainsi, en effet, ne le connais-
sent que par une ancienne terreur qui s'est propagée
jusqu'à eux par les livres. Eh bien ! cet aconit si terrible
a une action beaucoup moins prompte et moins forte sur
l'organisme que la jusquiame, si généralement employée.

L'aconit napel ne se donne que sous la forme de poudre et celle d'extrait. Ordinairement on compose des pilules au moyen de ces deux formes. Le docteur Busch
a publié un ouvrage sur la phthisie pulmonaire, dans lequel il rapporte un grand nombre d'observations fort
intéressantes (1). La méthode de ce médecin, dont il cherche à s'expliquer les effets par des considérations qui ne
peuvent guère soutenir l'examen, consistait à donner
l'aconit napel seul dans les premiers temps de la maladie, et à le donner combiné au sulfure de chaux dans
une période plus avancée. Le fait est que cette médication a été couronnée de beaux succès entre ses mains et
entre celles de M. Hessert. Ce dernier considère cette médication comme appropriée surtout aux phthisiques atteints
en même temps d'anciennes affections arthritiques. Mais
il enseigne d'un autre côté qu'il ne faut pas compter
sur l'aconit, lorsque la suppuration est excessive, et il
conseille alors l'usage de l'acétate de plomb (2). M. Hessert, suivant la méthode de Busch modifiée, emploie

(1) Busch, *Uber Lungensucht.*
(2) Leçons inédites de thérapeutique spéciale.

des pilules composées de parties égales de poudre et d'extrait d'aconit napel, et d'une demi - partie de sulfure de chaux.

Quant à moi, la seule chose que je sache par expérience, c'est que ces pilules conviennent parfaitement pour achever un traitement très-avancé par la digitale, lorsqu'il y aurait de l'inconvénient à continuer trop long-temps l'administration de ce dernier remède ; c'est encore que l'aconit doit obtenir la préférence sur la digitale, quand la marche de la maladie est lente, la réaction fébrile faiblement déployée, les ressources de la nature incertaines. Il suffit d'ailleurs que l'affection spontanée marche lentement pour motiver une médication lente. Je crois que l'art doit toujours prendre pour type de son mode d'agir le rythme suivant lequel la nature agit elle-même, et que, comme l'on dit aux grands maux les grands remèdes, on peut dire *aux maux lents les lents remèdes*. Il est même des affections d'une chronicité extrême, qui datent de dix et vingt ans, contre lesquelles il faut agir bien timidement, s'il ne faut pas même se garder tout-à-fait d'agir. Autrement on s'expose à voir une réaction auparavant inconnue se déployer avec plus d'énergie, et aggraver la maladie qu'on ne saurait plus être le maître d'enrayer. La combinaison de l'aconit au sulfure de chaux est plus active que l'aconit seul, et convient à merveille dans les circonstances où il faut une médication puissante, et où en même temps on serait fondé à craindre celle par la digitale.

Il n'en est pas de l'aconit comme de la digitale. On ne peut pas le donner jusqu'à apparition de ses effets sur l'organisme. Ces effets, qui se font quelquefois attendre des mois entiers, sont la sensation de mouches qui volent devant les yeux, la pesanteur de tête, la sensation de brûlure dans la gorge et à la pointe de la langue, etc.

Pour mettre le sceau à toutes ces minuties, que ceux qui ont une longue habitude du lit du malade ne condamneront pas, je l'espère, j'ajouterai que le sulfure de chaux doit être récemment préparé, et qu'il faut conserver les pilules de M. Hessert dans des fioles bien sèches et hermétiquement fermées, outre la précaution de les tenir en un lieu qui ne soit pas humide, et celle de les faire renouveler à-peu-près tous les deux jours.

L'aconit doit être recueilli sur les Alpes, et son extrait préparé lentement au bain-marie. La digitale, avec laquelle on prépare la poudre et l'infusion, peut-être recueillie dans nos montagnes. Celle des Vosges est fort bonne. Les feuilles de cette plante doivent être séchées à l'ombre. Elles doivent encore être exemptes de toute humidité et conserver une couleur verte, même à l'état de dessication, au lieu d'être ternes et rembrunies.

CHAPITRE IV.

Des indications spéciales qui dérivent de la nature de la phthisie pulmonaire.

Après des spécialités sur les préparations diverses de la digitale et de l'aconit, et sur les circonstances d'où se tirent les indications de l'une de ces préparations de préférence aux autres, il faut que j'expose des spécialités nouvelles sur la méthode thérapeutique que j'essaie d'établir ici : après des minuties déjà, il faut que je passe à des minuties encore, car c'est dans ces minuties que se trouve toute la chose.

En effet, ce n'est pas tant aux remèdes eux-mêmes qu'à la méthode de les administrer que j'ai dû rapporter le succès, et que je dois m'arrêter par conséquent. Plus d'un médecin pourrait sans doute me dire : Vous parlez de la digitale, mais j'ai employé vingt fois cette digitale, et je n'ai pas réussi une seule ! Cela ne m'étonnerait nullement, et je n'aurais pas d'autre réponse à lui faire que celle-ci : C'est que vous n'avez pas su manier convenablement ce remède. Je connais des médecins d'une renommée qui va jusqu'à l'illustration, et qui l'ont acquise à juste titre par leur savoir et leurs travaux; mais, au lit du malade, ils n'ont point ce qu'on appelle *la main heureuse ;* ils donnent le remède sans but, sans méthode, sans une juste idée de sa manière d'agir, de son efficacité et de ses dangers dans un cas donné, de ses indications et de ses contre-indications toutes spéciales. J'ai vu ainsi essayer de tous les remèdes qui avaient été vantés contre la phthisie, et en essayer d'une manière tout-à-fait aveugle, en les prenant pour ainsi dire par ordre alphabétique et comme aurait pu faire une bonne femme. Quand on avait alors passé en revue un certain nombre de médicamens, donnés sans aucun discernement de leurs indications particulières et des doses appropriées aux individus, sans application aucune à amener tels ou tels effets; quand toutes ces aveugles tentatives avaient été faites inutilement, on se disait que le mal était incurable, et que ceux-là s'étaient abusés qui avaient attribué aux remèdes une puissance qu'on ne leur avait pas reconnue. C'est ainsi que j'ai vu donner vingt fois la digitale sans aucun succès. Est-ce le médicament ou le médecin qu'il faut accuser en pareil cas; est-ce la faute du remède ou de la méthode, si l'un réussit presque toujours, tandis que l'autre ne réussit jamais avec les mêmes moyens?

Je crois que la bonne médecine dépend pour une si grande part de la méthode thérapeutique, que, si j'avais à traiter des phthisiques, sans avoir ni digitale ni aconit à ma disposition, je ne me croirais pas pour cela désarmé contre un aussi terrible ennemi que ce mal. Je tenterais de faire avec l'acétate de plomb, avec le sulfure de chaux, avec le calomel ou quelque autre moyen approprié, *ce que j'ai pour méthode de faire* avec les agens que j'ai employés : je ne puis exposer encore ici ma pensée tout entière, et il faut que j'aie examiné plusieurs questions auparavant. N'eussé-je même aucun médicament à ma portée, je tenterais encore de faire la même chose, de mettre en pratique ma méthode médicale, à l'aide de moyens hygiéniques, la faim, le mal de mer, etc.

J'insiste donc sur la méthode, et je vais exposer la manière de faire que j'ai suivie. L'époque à laquelle est pris un malade atteint de phthisie ne motive pas de grands changemens dans le traitement. Je ne fixerai pas non plus l'époque à laquelle on ne peut plus espérer de succès; je ne dirai pas qu'à telle période de la phthisie une médecine rationnelle doit s'abstenir de toute tentative. La médecine rationnelle et la médecine réelle sont deux choses bien différentes pour moi, et je ne voudrais pas, pour l'amour de la première, prendre la responsabilité d'un arrêt, que, véritablement, aucun médecin ne peut prononcer. Tant qu'une action réparatrice peut encore être réveillée dans l'organisme, et succéder au travail désorganisateur, la phthisie pulmonaire n'est point décidément incurable : il reste des chances que j'ai vu se réaliser de la manière la plus heureuse, alors même que le malade paraît à quelques jours de sa fin. Quel est donc le médecin, si savant qu'il soit, assez téméraire pour décider en dernier ressort qu'il faut renoncer à tout espoir, quand aucun moyen n'est donné à l'homme de fouiller dans les trésors de la vie.

La première indication dans le traitement de la phthisie pulmonaire, c'est de surveiller avec beaucoup de sollicitude l'assimilation; la seconde, de tenir assez énergiquement et assez long-temps l'organisme sous l'influence des agens thérapeutiques, tout en lui laissant des intervalles de repos nécessaires au libre développement de son énergie réparatrice. Examinons ces deux points importans, et dont l'accomplissement constitue la vraie thérapeutique de la phthisie pulmonaire.

Le premier point, qui consiste à surveiller et protéger

les fonctions digestives, exige d'abord un régime tout-à-
fait approprié à l'état, aux habitudes des malades. Je
ferai remarquer à ce sujet que l'on abuse souvent des
laitages chez les phthisiques. Le lait sans doute est une
nourriture convenable, quand il est bien digéré; mais
beaucoup de personnes le digèrent mal, et lorsque ce
régime menace de délabrer les fonctions digestives, il
faut sur-le-champ y renoncer, et ne tenir aucun compte
des doctrines qui voient dans l'état fébrile une surexcitation de l'estomac, et ruinent, pour l'amour de cette
chimère d'abstraction, de cette véritable entité, les
fonctions digestives et assimilatrices. Il faut juger, en
pareil cas, de la chose par l'événement : qu'on donne du
lait à ceux qui en ont l'habitude ou qui le digèrent très
bien, j'y consens; mais je réclame une autre nourriture
pour la plupart des phthisiques. Celle que j'ai trouvée le
plus généralement convenable, consiste en des bouillons
soigneusement préparés, des consommés, des potages
au sagou ou au tapioka; puis quand la fièvre tombe, que
le trouble diminue, que l'appétit s'accroît, des viandes
blanches et bien rôties, quelques légumes faciles à di-
gérer et préparés au jus, que l'on permet peu à peu avec
les potages, et même un peu de bon vin de manière à aider
la digestion sans agiter les nerfs ni agir sur le mouvement de la circulation. Il est des bouillons préparés avec
une livre de veau, vingt-quatre à quarante-huit cuisses
de grenouilles et douze à vingt-quatre escargots sur quatre livres d'eau qu'on fait réduire à moitié, et qui sont
très recommandables comme une nourriture douce et
réparatrice. Après avoir fait cuire à un feu vif jusqu'à ce
qu'on ait enlevé l'écume, on fait réduire à un feu lent,
et on peut y ajouter du sagou ou du tapioka.

Le lichen d'Islande peut encore être considéré comme

une nourriture d'autant plus convenable que son amertume en fait un excitant spécial de l'estomac. On prépare une gelée de lichen avec une once sur deux livres d'eau que l'on réduit à moitié. On passe ensuite, et l'on édulcore un peu. Il faut avoir soin de rejeter le produit d'une première infusion pour enlever au lichen l'excès de son principe amer et stimulant. On prend de cette gelée par cuillerées à café. Du reste, le lichen d'Islande ne doit être nullement considéré comme un médicament dans la phthisie pulmonaire, ainsi que l'ont fait quelques médecins.

Quand les phthisiques approchent de la convalescence, que les forces renaissent, que l'assimilation reprend un peu d'activité, il est bon de leur faire prendre l'air, de les exposer au soleil du matin, de leur faire faire un peu d'exercice sans jamais le porter jusqu'à la fatigue, pour augmenter par tous ces moyens les besoins de réparation et exciter les fonctions de l'économie vivante.

Je passe au second point du traitement de la phthisie, qui consiste à tenir l'organisme sous l'influence continuelle des agens thérapeutiques, avec des intervalles bien ménagés. On sent que les deux indications que nous avons posées, savoir : favoriser l'assimilation et arrêter le procédé organique contraire, le mouvement de désorganisation et de consomption , se donnent la main , et qu'on ne peut jamais les séparer un seul instant.

Ainsi , il faut considérer dans quel état se trouve la digestion chez le malade que l'on va entreprendre de traiter, et faire entrer cette considération dans le choix du remède. Quand le travail désorganisateur marche à grands pas, il faut à la vérité l'enrayer avant tout, car c'est ce travail de désorganisation, c'est le mouvement fébrile et consomptif qui amène le plus promptement la ruine entière de toute réparation. Arrêter, diminuer ce mouvement par l'emploi du remède le mieux indiqué dans ce but, c'est donc déjà gagner quelque chose en faveur du mouvement contraire. Mais si la réaction fébrile n'est pas très forte, si le type de la phthisie pulmonaire n'est pas subaigu, l'indication principale est celle de ménager l'assimilation qui se fait encore dans ce dernier cas plus ou moins parfaitement. C'est alors que l'on doit choisir de préférence le remède qui est le moins défavorable aux fonctions digestives. Les pilules d'aconit et de sulfure de chaux ont pour elles cet avantage : chez presque tous les individus, leur administration ne nuit pas aux fonctions gastriques, et c'est une raison de plus pour que leur administration soit un traitement fort convenable dans ces sortes de phthisies pulmonaires, dans lesquelles la désorganisation et la consomption se font avec une certaine lenteur.

Quoi qu'il en soit, comme l'administration de l'un des remèdes qui conviennent dans la maladie qui nous occupe produit elle-même une certaine altération de l'état physiologique, un certain trouble différent de celui qui tient à la phthisie pulmonaire, il faut, de temps à autre, suspendre tout remède, afin de laisser la nature reprendre haleine pour ainsi dire, ou mieux déployer son action réparatrice, son énergie propre, et agir sans entrave, sans l'intervention ou la modification qui est imprimée à l'organisme par une médication quelconque.

Je prie que l'on donne un peu d'attention à ceci. Une médication assez puissante pour arrêter le mouvement consomptif, imprime à l'organisme une modification certainement énergique. Eh bien ! que l'on songe que la même énergie qui arrête un mouvement funeste, un

travail désorganisateur, pourrait aussi entraver le mouvement heureux de l'assimilation, le travail réparateur.
Ce n'est pas le remède qui répare ici les ravages d'un
mal qui consume et dévore; ce n'est pas l'art qui guérit
la plaie que ce mal a faite à l'organisation : la médecine
ne fait qu'arrêter la désorganisation dans sa marche;
c'est la nature ensuite qui répare, efface, restaure; c'est
la nature qui guérit. De là un double but qu'il faut ne
pas perdre de vue, savoir : de faire une médication assez
énergique pour enrayer la marche de la désorganisation,
et pourtant de ne pas la porter trop loin, de peur d'é-
touffer sous l'empire de cette médication toute activité réparatrice de la nature; car la médecine, au lit du malade,
n'a pas les privilèges sublimes dont elle jouit dans les livres
-des écoles contrestimuliste et physiologique, qui la rendent
maîtresse absolue, l'une de la diathèse, et l'autre de la
surexcitation locale : en face de la réalité, elle ne commande pas ainsi en souveraine; elle est soumise et attentive à la nature, la consulte sans cesse, se modifie et se
règle d'après elle, et doit lui obéir constamment pour
pouvoir obtenir des résultats favorables.

Je cherche des expressions pour dire ce que j'ai à dire.
Il y a ici un point qu'aucune règle ne peut servir à fixer,
ni par rapport à aucun médicament, ni par rapport à
aucun individu. Selon la médication dont on use, selon
l'individu que l'on traite, et selon toutes les circonstances qui peuvent se rattacher à tel cas donné, il faut que
le médecin saisisse ce point jusqu'où il faut aller, et
qu'il ne faut pas dépasser. Tout dépend de là : le bon ou
le mauvais succès en sera la suite, et il est impossible
que le médecin ait à cet égard d'autre règle que son tact
et son coup d'œil. J'en conclus donc qu'*il faut être médecin* pour traiter la phthisie pulmonaire avec des chan-

ces de succès, et pour manier les remèdes dont j'ai parlé. Voilà pourquoi on a donné souvent la digitale sans résultat : on n'avait pas porté la modification qu'elle imprime à l'organisme assez loin. D'un autre côté, si on la portait trop loin, on étoufferait l'énergie vitale, on détruirait toute action réparatrice, on substituerait aux effets de la désorganisation les effets d'un empoisonnement plus ou moins brusque.

Tout ce que je puis dire à ce sujet se réduit à ce qui suit. En commençant par des doses qu'on ne peut rigoureusement déterminer, et qui doivent être d'autant plus faibles que la réaction vitale est moins énergique ou qu'elle paraît plus épuisée déjà, on doit augmenter peu à peu ces doses à des intervalles de trois, quatre ou huit jours, selon les malades encore auxquels on a affaire. Plus le remède qu'on donne est énergique, plus d'ailleurs le malade est épuisé ou présente peu de réaction, plutôt il faut suspendre le remède pour une première fois, et plus aussi il faut d'abord laisser un long intervalle pendant lequel on restera en expectation. Les intervalles de repos enfin doivent être plus multipliés et plus longs dans le principe du traitement, jusqu'à ce qu'on connaisse bien le malade et sa manière de réagir contre telle médication spéciale. Quand on a ainsi bien tâté son malade, qu'on s'est suffisamment familiarisé avec lui, on marche avec plus de sécurité et d'évidence : alors on porte l'action des remèdes plus loin, on la rend plus forte et plus durable, et l'on gouverne son remède sans être réduit à tâtonner dans la nuit.

Dans tout ceci, il faut se rappeler sans cesse les motifs pour lesquels *il faut aller assez loin, sans pourtant aller trop loin.* Il faut bien se mettre dans l'esprit que ce n'est pas le remède qui guérit, *et qu'il n'y a de guérison possible*

qu'autant que les fonctions digestives, l'assimilation, l'action réparatrice de la nature seront elles-mêmes encore
possibles : *Si alvus compacta* (1)... Il faut se rappeler encore que cette action réparatrice peut toutefois avoir lieu
là où l'on ne l'espérait plus, tandis que d'un autre côté
il est des phthisiques dont la fin est beaucoup plus proche qu'elle ne le paraissait à l'observateur : *Anceps satis
fallaxque interdùm in hoc morbo novissimus vitæ ar-
ticulus* (2).

Je répéterai, en achevant ces détails sur la méthode,
que ce n'est pas des phthisies commençantes seulement
qu'il faut entendre tout ce qui a été dit, mais encore de
celles qu'on a coutume d'appeler généralement phthisies
désespérées, pourvu que toute action réparatrice ne soit
pas anéantie. Les faits d'observation que j'ai acquis feront voir que je n'ai rien avancé de trop, et on jugera
s'ils viennent à l'appui de la doctrine que j'ai rapide-
ment exposée.

Il me reste aussi à examiner la question de savoir comment agissent les agens que j'ai éprouvés, et en quoi
consiste *cette Thérapeutique de la phthisie pulmonaire.*
Il sera intéressant de rechercher si c'est comme anti-
phlogistique, narcotique, contrestimulant, révulsif ou
excitant, que ce traitement agit sur l'organisme consumé
par cette maladie. Je n'aurai donné une idée complète
de cette méthode thérapeutique que lorsque j'aurai sa-
tisfait à ces différentes questions.

---

(1) Klein , *Interpres clinicus.*
(2) *Id.*

DEUXIÈME PARTIE.

OBSERVATION CLINIQUE.

Voici maintenant quelques résultats de l'observation. Ils feront mieux sentir, sans doute, toutes les circonstances spéciales, toutes les modifications que je n'ai pu exprimer assez vivement touchant la maladie qui nous occupe, et touchant la méthode thérapeutique qui nous paraît appropriée à cette maladie. Du moins nous attacherons-nous, en racontant les faits, à faire ressortir en quelque manière ce qu'il y a de spécial dans l'histoire de chacun d'eux, afin de rester fidèle à la nature et de ne pas trop décolorer les caractères vifs et variés que présentent les individualités naturelles.

La première chose à établir, en exposant une méthode médicale, c'est que la médecine a été réellement efficace et a fait plus que la nature abandonnée à elle-même; mais la nature de la maladie dont je parle rend inutile cette discussion, et ne permet point qu'on s'abuse sur la juste appréciation des secours de la médecine. Au reste, les résultats qu'on va lire nous semblent propres à établir: 1° que des phthisies pulmonaires, offrant des aspects différens en raison des différences d'âge, de sexe, de tempérament, et prises à-peu-près à toutes les époques de cette maladie, ont pu être enrayées et guéries; 2° qu'elles se sont guéries par une médication qui produit elle-même une affection pathologique d'un autre genre, et seulement quand cette médication a modifié d'une manière suffisante l'état de l'organisme; 3° que tandis que l'on suivait d'un côté les effets de l'empire qu'exerce la médication sur l'organisme, de l'autre on voyait la désorganisation pulmonaire et la consomption générale qui en dépend s'arrêter par degrés et cesser enfin tout-à-fait; 4° que peu à peu alors succédait un travail réparateur au travail consomptif, et que cette heureuse action de la nature était-secondée par une médication prolongée qui empêchait les rechutes, lorsque toutefois on laissait, par des suspensions réitérées de tout traitement, l'énergie naturelle agir libre de toute entrave ou action étrangère; 5° que, selon le type divers de la phthisie pulmonaire, l'art doit affecter la marche le mieux adaptée à celle de la nature.

Après avoir exposé les faits, il restera à discuter cette Thérapeutique, et à poser la question de savoir comment la guérison arrive dans cette maladie, et en quoi consiste la part qu'y prend la médecine.

PREMIÈRE OBSERVATION.

Phthisie lente et désespérée. — Traitement de Busch. — Convalescence. — Plus tard hémorrhagie foudroyante et mort. — Nécropsie.

Une ouvrière de filature, âgée de quarante-deux ans, était malade depuis dix-huit mois quand elle entra à l'hôpital civil de Strasbourg, division de la Clinique médicale, le 7 février 1827. La maladie, comme on voit, avait marché avec lenteur jusque-là. Il y avait bien eu tout ce temps de l'expectoration, des sueurs colliquatives, de l'amaigrissement et une suppression complète des règles ; mais la perte insensiblement progressive des forces avait permis à la malade de continuer long-temps à se livrer à ses occupations manufacturières. Cependant son état s'étant aggravé, elle fut obligée de se réfugier à l'hôpital.

A cette époque, on constata les symptômes suivans : habitude phthisique très prononcée, toux, asthme, oppression, aménorrhée, fièvre hectique avec sueurs nocturnes copieuses, expectoration purulente, décubitus pénible à gauche. L'exploration de la poitrine, au moyen de la percussion et du sthéthoscope, fit reconnaître que le poumon droit était sain, mais on constata la pectoriloquie à la partie supérieure du poumon gauche. La malade avait d'ailleurs la voix cassée, aigre et chevrottante.

Elle n'avait plus la force de s'asseoir dans son lit, et quand on l'y avait assise pour prendre ses repas, à peine pouvait-elle porter sa cuiller à la bouche, tant elle tremblait des membres et de la tête.

Dès ce moment on considéra cette affection comme incurable; et l'on se borna à prescrire du lichen d'Islande et un cautère au bras. Le 21 février, on ajouta à la potion de lichen un scrupule de teinture de digitale. Ce scrupule était consommé en deux fois vingt-quatre heures. Le 12 mars suivant, le pouls s'était singulièrement ralenti, et sa fréquence étant tout au plus naturelle, on supprima la digitale. Le 14, vomissemens spontanés survenant à la suite de la toux et grand abattement, ce qui sans doute était un effet de la digitale. On donne, pour remédier à cette faiblesse extrême, une décoction de quinquina et de lichen. Le quinquina, les toniques peuvent-ils être utiles dans la phthisie? Je n'hésite pas un instant à le nier. Une médication de ce genre tient encore aux abstractions browniennes, aux entités vagues de force et de faiblesse, de sthénie et d'asthénie : la seule manière de fortifier ici, c'est d'arrêter le travail désorganisateur, après quoi la vie se suffit pour réparer ses forces. On en peut dire autant de l'abattement extraordinaire produit par la digitale.

Je remarquerai que la digitale, administrée depuis le 21 février jusqu'au 12 mars, à la dose d'un demi-scrupule, n'avait point eu d'effet sensible sur le cours de cette maladie qu'une médication moins énergique suffit à enrayer. Mais il eût fallu, selon mon expérience, graduer les doses pour graduer l'action de ce médicament; il eût fallu encore suspendre cette médication pour y revenir, et amener plusieurs fois cet abattement et ces nausées dont je viens de parler, loin de se hâter de recourir au

quinquina contre ces accidens. Toutefois la médication
par la digitale n'est pas celle que je choisirais aujour-
d'hui dans un cas pareil à celui qui nous occupe, parce
que je la regarderais comme peu appropriée à ce mode
de phthisie.

Quoi qu'il en soit, la maladie continua de faire des
progrès ; la fièvre devint plus forte et l'altération de la
physionomie plus profonde. Je proposai alors d'employer le traitement de Busch dont je m'étais occupé.
M. le professeur Lobstein pensa qu'il ne valait plus la
peine de faire aucune tentative, la fin de la malade
lui paraissant être fort prochaine. Ce professeur toutefois ne rejeta pas ma proposition et voulut bien me
charger du traitement. En conséquence, le 20 mars, je
prescrivis les pilules de M. Hessert, composées d'un
grain de l'extrait d'aconit napel, un grain de sa poudre
et un demi-grain de sulfure de chaux, que nous avons
vu employé en premier lieu par feu le docteur Busch.
La dose de ces pilules fut portée successivement depuis
dix jusqu'à vingt-quatre par jour.

Au bout de quatorze jours, c'est-à-dire au 4 avril, la
toux, l'expectoration, les sueurs colliquatives et la fièvre
avaient sensiblement diminué. La fréquence du pouls,
qui continuait d'être assez grêle, n'était pas beaucoup
plus grande que dans l'état normal. La malade se louait
de son état, ce qui tint en suspens le jugement de ceux
qui l'observaient, quoique personne ne crut que ce retour vers un mieux dût être progressif, et qu'il parût
plus vraisemblable de le considérer comme un accident
de la maladie que comme l'effet des remèdes. On
supprima les pilules pendant plusieurs jours.

Au 12 avril, quelques faibles crachemens de sang, qui
avaient déjà eu lieu à une époque fort antérieure, paru-

rent tout-à-coup. On suspendit une seconde fois les pilules pour leur substituer une émulsion d'amandes, à laquelle on ajouta 10 grains d'extrait de jusquiame.

On reprit l'usage des pilules au 15 avril, au nombre de dix, et on les porta à quinze le 22 du même mois. Depuis cette époque la marche de la phthisie avait paru tout-à-fait enrayée. Les nuits étaient bonnes; les forces renaissaient et s'accroissaient chaque jour. Le travail colliquatif était parfaitement arrêté, et l'agitation fébrile du pouls ainsi que la chaleur de la peau, à quelques légères variations près, étaient revenues à l'état normal. Au commencement de mai la malade offrait tous les signes de ce bien-être qui marque la convalescence : sa physionomie, qui indiquait auparavant un grand abattement et qui portait l'empreinte d'une désorganisation profonde, s'épanouissait chaque jour davantage; ses mouvemens recouvraient de la vivacité avec une plus libre puissance de les exécuter; son regard, son sourire, ses paroles, témoignaient tous de son retour au bien-être et de sa reconnaissance, bien qu'elle n'eût jamais perdu l'espérance et qu'elle n'ait eu que des éclairs d'inquiétude et d'angoisse. Cette malade était devenue un objet d'intérêt pour tous les observateurs, et M. Lobstein feignant auprès d'elle de douter du bien-être dont elle parlait, elle s'efforçait de le persuader, lui assurant que, malgré qu'il doutât de ce qu'elle lui disait, elle se sentait renaître.

A tous ces signes non équivoques d'un travail réparateur substitué au mouvement de désorganisation s'en joignit un autre, à la même époque, qui frappa mon attention. Depuis la fin de mars on avait cessé d'entretenir le cautère du bras, et quoiqu'on le pansât au cérat simple, on n'y avait pas remarqué la moindre tendance vers la

guérison pendant plus d'un mois. Au contraire, l'ulcère
artificiel tendait à s'agrandir. Dans les premiers jours
de mai il devint tout-à-coup d'une circonférence moindre, et en cinq à six jours il fut entièrement cicatrisé.
Ceci était un indice sûr d'un nouveau mouvement déci-
sif de restauration, d'un changement prononcé dans l'é-
tat de l'organisme où une nutrition active remplaçait
désormais l'effervescence de la consomption, de la dissolution générale, conséquence nécessaire de la désorganisation locale.

L'appétit qui avait reparu peu à peu n'était pourtant
pas encore très prononcé, quoique du reste les fonctions
digestives se fissent d'une manière satisfaisante. Imbu
encore de ces idées vagues de faiblesse et de médications
tonifiantes que l'on puise dans les écoles, et dont il faudrait savoir gré à M. Broussais de nous avoir débarrassés
s'il ne s'était pas borné à localiser, dans sa surexcitation et
son abexcitation des tissus, les prétendues diathèses de l'excitement brownien, je demandai que l'élixir de Hoffmann,
puis la potion ferrugineuse de Griffiths, fussent administrés à la malade, dans l'espoir de provoquer une action réparatrice plus intense et d'exciter les fonctions
digestives. Cette stimulation intempestive, et, il faut
le dire, non en rapport avec une irritabilité excessive
des organes, produisit une légère diarrhée et un peu de
chaleur et d'agitation fébriles. On se hâta d'y renoncer.
Ces effets furent un trait de lumière pour moi. Je me
plais à le reconnaître avec M. Broussais, il n'y a point
un état de force ou de faiblesse générales : je vais même
plus loin que ce médecin célèbre, et je dis qu'il n'y a pas
non plus de force ou de faiblesse locales; que la surexcitation et l'abexcitation, dont il a fait les deux modes
généraux des maladies des organes; ne sont elles-mêmes

que des diathèses partielles, et, comme celles de Brown ,
de pures entités, des abstractions non adéquates aux
nombreuses modifications réelles de l'organisme; que
l'inflammation elle-même ne consiste pas dans un excès
d'excitement ou une surexcitation, toujours identique,
mais bien, ainsi que l'enseigne l'illustre école italienne
de l'irritation (1), dans un trouble, spécial comme ses
causes multiples; spécial encore comme l'organe solide
ou le véhicule fluide qui en est le siége; spécial enfin
comme la susceptibilité de l'organe ou de l'idiosyncrasie
individuelle, selon l'état de la santé, le tempérament,
l'âge, la saison, le climat et mille autres circonstances.
Or le trouble, l'irritation, la maladie, arrive par une
action hétérogène, ennemie et perturbatrice par nature,
et encore par l'action des stimulans naturels et favorables, qui, dès qu'ils sont excessifs ou non proportionnés
à l'état des organes et à la mesure individuelle dans tel
cas donné, agissent eux-mêmes à la manière des irritans
ou perturbateurs tels par essence. C'est ainsi que, dans
la désorganisation spéciale qui constitue la phthisie pulmonaire, il n'y a pas d'autre médication salutaire que celle
qui arrête cette désorganisation, et rend par suite possible
le libre déploiement d'une nouvelle action réparatrice;
c'est ainsi encore que, dans cette maladie, il n'y a pas
d'autre tonification réelle et salutaire qu'un régime approprié à l'état des fonctions digestives et bien ménagé,
en raison du besoin et de la capacité progressive des malades pour une nourriture plus restaurante. Aussi ai-je

---

(1) Je prie qu'on ne confonde pas cette école avec *celle du
contrestimulisme,* mieux connue en France, et à laquelle j'entends si peu adhérer que je la déclare absurde pour moi.

(50)

évité avec soin dans la suite la faute que j'ai commise lors de ce premier traitement.

Au 22 mai on reprit l'usage des pilules de M. Hessert que l'on discontinua de nouveau dans les premiers jours de juin. La malade se plaignit beaucoup, à cette époque, de douleurs et de tiraillemens dans les membres, ce que j'ai observé, quels que fussent d'ailleurs les agens thérapeutiques par lesquels ils avaient été traités, chez tous les phthisiques convalescens après être venus à un profond degré de consomption. Ce phénomène, au surplus, se dissipe peu à peu à mesure que les pertes de l'organisme se réparent, et sans que je sache aucun moyen d'apporter du soulagement à ces douleurs qui sont une sorte de torture pour les malades.

Depuis trois semaines à-peu-près cette malade avait recouvré assez de forces pour se promener, chaque jour, dans la cour de l'hôpital. Elle faisait ses promenades de plus en plus longues, et elle en était venue à les prolonger pendant des heures entières, quand elle demanda, le 18 juin, la permission d'aller en ville. Elle passa toute la journée hors l'hôpital et ne fut nullement incommodée de fatigue.

Au 23 juin, nouveaux crachemens de sang, qui vont en augmentant pendant plusieurs jours. On leur oppose l'extrait de jusquiame à la dose de douze grains par jour, puis l'elixir acide de Haller à celle de dix gouttes, puis la teinture de digitale à celle d'un demi-scrupule. Le septième jour de l'hémoptysie, il y a une hémorrhagie foudroyante. A la visite du matin, on trouve la malade vomissant des caillots de sang; elle offre la face hippocratique, la respiration abdominale, et la mort arrive au bout de quelques heures.

Nécropsie. Poumon droit parfaitement sain dans sa

totalité, mais gorgé de sang. Ramifications des bronches pleines de sang coagulé. Aucun désordre mécanique. — Poumon gauche détruit dans tout son lobe supérieur et converti en une vaste caverne. Cette vomique était tapissée par une membrane offrant quelque consistance. Plus de traces de suppuration. La vomique contenait un gros caillot de sang qui y était venu sans doute par régurgitation ; car le reste du poumon gauche, converti en une masse compacte et indurée, n'avait pu fournir ce sang. On apercevait dans le lobe inférieur cinq à six tubercules isolés de la grosseur d'une fève, qui étaient encore en suppuration, et qui fournissaient la matière de trois ou quatre crachats auxquels se réduisait depuis un certain temps l'expectoration de toute la journée. Le poumon malade, mis dans l'eau, en gagna le fond.

Cette observation présente un exemple de phthisie pulmonaire très chronique et désespérée, que le traitement de Busch a entièrement arrêtée. Elle offre d'autant plus d'intérêt que l'autopsie cadavérique a constaté les profonds ravages de la maladie. Le poumon gauche tout entier était désorganisé à tel point que le seul poumon droit pouvait encore accomplir les fonctions de la respiration, et, malgré une désorganisation aussi profonde, la malade avait pu être ramenée à un état très satisfaisant de convalescence, quand cette terrible hémorrhagie pulmonaire vint renverser toutes les espérances et terminer promptement la scène. Quant à cette hémorrhagie, elle s'explique, tout le sang de la circulation affluant dans le poumon droit. Une légère saignée, quelques déplétions locales n'auraient-elles pas réussi, combinées avec quelque autre moyen d'une suffisante énergie, comme l'élixir acide de Haller à plus haute dose, à arrêter cette hémorrhagie fatale ? Un régime convenable, une médication long-temps continuée et appropriée, et plus que tout cela, l'habitude à laquelle se plie en toutes choses la nature et qu'elle eût acquise par rapport à la respiration par un seul poumon, n'eussent-elles pas conservé peut-être pendant des années encore cette malade à l'existence? Ce sont des questions que je livre aux méditations des praticiens. Je me bornerai à répéter, en définitive, que cette phthisique est morte, par hémorrhagie, dans un état véritable de convalescence, c'est-à-dire alors que la restauration de tout l'organisme avait pleinement succédé à l'état de désorganisation et de consomption progressives.

DEUXIÈME OBSERVATION.

———

Phthisie galopante et désespérée. — Guérison par l'acide hydrocyanique et l'aconit napel.

Mme D**, à Druhlingue, près Sarre-Union, fut atteinte, au mois d'octobre 1827, d'une phthisie pulmonaire qui débuta brusquement et qui affecta une marche très rapide et très alarmante. Cette maladie présentait l'allure que les Anglais et les Allemands ont désignée sous le nom de *phthisie galopante*, de telle sorte que la malade fut réduite en trois semaines à la dernière extrémité.

Au début de cette grave affection, Mme D** était âgée de 39 ans. Elle n'avait eu qu'un fils qui était alors dans sa douzième année. Cette dame est d'une moyenne stature, tempérament lymphatique bilieux, chevelure d'un blond châtain; éphélides très nombreuses sur la peau du visage et du cou; conformation de la poitrine très étroite et enfoncée, avec les omoplates saillantes, en sorte qu'elle présente à un haut degré ce qu'on appelle l'habitude phthisique. Sa taille est svelte, et elle a toujours été d'une maigreur prononcée. De plus, elle était asthmatique depuis sa jeunesse. Aussitôt qu'elle gravissait une montée, la voix lui manquait, et le timbre de sa voix n'a été en aucun temps bien sonore. Elle n'a, même sur un terrain horizontal, jamais pu marcher

que d'un pas lent, parce qu'elle était bientôt essouflée.
A l'âge de 18 ans déjà, avant d'être mariée, elle ne pouvait danser sans de fréquentes pauses et qu'à de longs
intervalles. Il y avait eu des phthisiques dans sa famille.
Tout cela indique, sinon l'existence de tubercules depuis longues années, du moins une conformation des
organes pulmonaires très favorable à cette production
morbide.

A la suite d'un chagrin maternel causé par la sépara-
tion d'avec son fils, envoyé dans un collége, et d'occupations trop multipliées qu'elle s'était faites pour se dis-
traire, Mme D** fut prise d'une toux opiniâtre et très fatigante. Bientôt cette toux fut accompagnée de crachats
purulens et de fièvre, faisant deux redoublemens par
jour, l'un vers midi et l'autre le soir. Les sueurs nocturnes devinrent de suite fort abondantes, et la malade
fut en peu de temps réduite à un état d'épuisement
qu'on ne peut décrire. Les menstrues, qui devaient pa-
raître dans les premiers jours de cette affection, ne paru-
rent pas.

Malgré sa toux fatigante, qu'elle prit pour un rhume, la malade se négligea pendant plusieurs jours, mais
on fut bientôt obligé d'appeler un médecin. On en appela un second et un troisième, et ces trois médecins là
voyaient depuis quinze jours, quand ils déclarèrent con-
fidentiellement qu'il n'y avait plus d'espoir et que la
malade était proche de sa fin. C'est alors que son mari
appela encore M. le docteur Weber, mon ami, qui
exerce la médecine à Bouxvillers en Alsace. M'ayant
rencontré accidentellement, il me pria d'accompagner
le docteur Weber le lendemain. La malade, en me
voyant, conçut le désir de me conserver quelque temps
auprès d'elle, à cause de la distance où se trou-

vaient tous les médecins de cette campagne. J'accé-
dai à la demande qui m'en fut faite par son mari et les
médecins, et mon séjour chez cette malade, par suite
de nouvelles sollicitations, se prolongea deux mois, en
sorte que j'ai eu occasion d'observer jusqu'aux moindres
détails dans la marche de cette affection.

Mme D** était malade depuis trois semaines quand M.
Weber et moi nous la vîmes. Elle offrait alors la vue du
marasme le plus complet. L'expectoration, d'un caractère très-purulent, d'une forte odeur, égalait en vingt-
quatre heures la quantité d'une livre et au-delà. La malade était sans cesse couverte de sueurs et quelquefois
d'une sueur froide. Elle avait la pâleur de la mort, excepté sur les pommettes, qui offraient une rougeur circonscrite très prononcée. Depuis plusieurs jours, quand
on la transportait sur un lit de sangles pendant qu'on
faisait le sien, elle s'évanouissait, quoiqu'on prît toutes
sortes de précautions. Enfin les fonctions digestives elles-
mêmes ne se faisaient plus, et la diarrhée s'était récemment établie. Pour mettre le comble à toutes ces sources
d'épuisement, la toux ne cessait pas de tourmenter la
malade et elle passait les nuits dans l'insomnie.

M. Weber (1) regretta beaucoup qu'on eût négligé la
saignée dans l'origine de cette affection, d'autant plus
que dans le principe les crachats étaient fortement teints
de stries d'un sang vermeil. Il jugea que la malade était

---

(1) M. Weber est encore un de ces médecins à qui l'expérience a appris que la phthisie pulmonaire n'est pas aussi incurable qu'on se l'imagine. Il emploie souvent la poudre de digitale et l'aconit, et quoique je ne connaisse pas fort bien sa
méthode, je sais qu'il est praticien heureux dans cette maladie
comme en beaucoup d'autres.

arrivée à une extrémité qui ne laissait plus aucun espoir. Cependant il proposa aux médecins réunis de remplacer l'extrait de jusquiame qu'on administrait depuis quelque temps par l'acide hydrocyanique, suivant les indications de M. Magendie, et en commençant par de fort petites doses. Il fut d'avis encore d'établir un vésicatoire sur la région thoracique.

Les médecins se séparèrent sans espérer revoir la malade, et je restai chargé d'exécuter leurs avis et de diriger le traitement. On avait été tellement préoccupé de l'état de la malade qu'on avait oublié de rien régler par rapport au régime. Jugeant que le laitage, qu'on lui faisait prendre depuis quelque temps, avait contribué à détériorer les fonctions digestives, je changeai de mon chef ce régime, et je le remplaçai par des bouillons préparés avec une partie de bœuf sur deux de veau, une demi-poule et quelques légumes. En même temps, je fis préparer une gélée de lichen d'Islande de la manière que j'ai indiquée plus haut. Ce nouveau régime convenait à l'état de la malade; car, en moins de deux fois vingt-quatre heures, j'eus la satisfaction de voir la diarrhée s'arrêter pour ne plus reparaître. Les lipothymies dont nous avons parlé cessèrent aussi de se répéter.

Le traitement commença par l'administration de l'acide hydrocyanique à la dose de quatre gouttes par jour, dans une potion composée d'une once d'eau distillée et d'autant de sirop de guimauve. En même temps on administra l'extrait d'aconit napel, à la dose d'un scrupule sur quatre onces de véhicule, et l'on faisait prendre cette dose en deux jours. On appliqua un vésicatoire sur le côté gauche.

Tous les trois ou quatre jours on augmentait la dose de l'acide hydrocyanique de plusieurs gouttes et on la porta successivement jusqu'à deux scrupules et un gros sur neuf ou dix onces de véhicule. Cette potion se prenait en trois à quatre jours vers la fin de décembre. On augmenta de même successivement la quantité d'aconit, et la malade prit en dernier lieu des pilules composées de deux grains d'extrait d'aconit napel et d'un grain de sa poudre. Elle en prit jusqu'à vingt-quatre par jour.

Au bout de huit jours de ce traitement, il y avait déjà un mieux légèrement sensible. Les symptômes qui avaient persisté durant un certain temps chez la malade étaient les suivans : face décharnée, amaigrissement extrême avec les ongles des doigts recourbés ; pommettes d'un rouge singulièrement vif avec un œil brillant dans lequel se réfléchissait une agitation fébrile excessive ; fièvre très forte avec des sueurs d'une rare abondance, au point qu'il fallait très fréquemment changer le linge de la malade ; pouls à 120, et quelquefois palpitations de cœur ; toux fatigante, tantôt sèche, tantôt humide, et qui jetait la malade dans un abattement extrême ; respiration peu profonde, pénible, entrecoupée, avec râle muqueux ; pectoriloquie assez étendue à la région correspondante au lobe supérieur du poumon gauche.

Le premier amendement qui se fit remarquer fut la moindre fréquence et la moindre opiniâtreté de la toux. Ensuite la malade recouvra peu à peu le sommeil. Elle avait passé les nuits dans l'insomnie, ou elle ne dormait que quelques minutes, mais rarement le sommeil durait-il un quart d'heure. Elle goûta bientôt un sommeil de quelques heures, puis elle dormit la plus grande partie de la nuit avec quelques interruptions, et enfin les nuits furent tout-à-fait bonnes et passées dans un sommeil réparateur.

Lors de la prochaine réunion des médecins, huit jours

après la première, on commença à être incertain sur l'événement, quoiqu'il ne parût pas encore probable que la malade pût se rétablir. Le traitement qui avait en apparence déjà eu quelque utilité fut continué sans aucun changement, et un second vésicatoire fut alors appliqué sur la région pectorale. Mais il ne fut plus possible de ne pas se livrer aux plus belles espérances dès la troisième réunion, qui eut lieu à la distance de huit autres jours.

La fièvre hectique, les sueurs colliquatives, la toux, qui n'avaient offert qu'un changement peu sensible d'abord, étaient maintenant venues à un point marqué de décroissance. Une chose m'a surtout frappé dans cette observation, et la marche rapide de l'affection la rendait plus sensible ici qu'ailleurs. A peine le sommeil a-t-il reparu que la fièvre et les sueurs colliquatives semblèrent diminuer, et l'on suivait à vue d'œil, pour ainsi dire, la progression décroissante du mouvement fébrile et consomptif et la progression croissante au contraire du sommeil, de l'appétit et du travail réparateur, qui se faisaient en raison inverse l'un de l'autre.

Cependant à la même époque les crachats devinrent en partie spumeux et floconneux; ils ne gagnaient pas aussi vite le fond de l'eau et surnageaient quelquefois. En même temps leur quantité diminua considérablement, et au bout de quinze jours elle était devenue dix fois moindre. Ils restèrent alors un certain temps sans diminuer davantage, au moins d'une manière sensible, jusqu'à ce qu'enfin, sous l'influence des mêmes agens thérapeutiques, ils se trouvèrent réduits à la quantité de trois ou quatre le matin, au réveil de la malade. Elle en était là quand je la quittai après deux mois de séjour et, un peu plus tard , j'appris qu'il n'y avait plus aucune trace d'expectoration.

Bientôt après la diminution de la fièvre, de la toux , de l'expectoration et des sueurs, la malade éprouva un appétit progressif et tellement prononcé qu'il fallait quelque sévérité pour n'augmenter sa nourriture que par degrés. On l'entoura de la plus tendre sollicitude, et ses alimens, préparés avec un soin particulier , consistaient en des potages, de jeunes volailles et quelque légume choisi. On lui permit de prendre, après la cessation entière de la fièvre, de l'eau vineuse sucrée, puis on mêla une cuillerée à café de vin de Chypre à un demi-verre d'eau, ce qui lui causa quelque agitation la première fois. On y revint plus tard, et on augmenta la dose du vin de Chypre jusqu'à en faire prendre, sans inconvénient aucun, un fort petit verre à liqueur après le repas du milieu du jour.

Mme D**, à mon départ, avait cessé l'usage de l'acide hydrocyanique depuis quinze jours. J'ai oublié de dire que l'administration de cet acide avait été interrompue déjà une fois, par une sage précaution, dans le cours du traitement. Mais la malade continua encore de prendre à diverses reprises les pilules d'aconit.

Elle passa bien l'hiver, et n'eut point à souffrir d'une épidémie de dothinentérie qui régnait alors dans le pays. Elle donna même quelques soins, après deux mois environ de convalescence, à deux malades qui furent atteints de dothinentérie dans la maison. Je la revis au printemps de 1828. Elle avait plus d'embonpoint qu'avant sa maladie, quoiqu'elle eût éprouvé en mars une légère rechûte. Une nouvelle fusée de suppuration tuberculeuse avait eu lieu alors, mais elle fut peu considérable, ne provoqua qu'un léger mouvement fébrile, et ne porta

aucune atteinte à la nutrition de l'organisme. M. Weber
parvint à empêcher toute autre suite par l'administration
nouvelle de l'aconit uni à la poudre de digitale. Je revis
la malade une seconde fois en automne ; elle jouissait de
la plus brillante santé; son asthme ancien semblait même
avoir un peu diminué, et rien n'est venu depuis apporter le plus léger trouble à la santé de Mme D**, dont la
grave maladie offre certainement un grand intérêt pratique.

Au sujet de la légère rechute de Mme D**, je remarquerai que, soit que la guérison arrive par résorption des
tubercules, soit qu'elle se fasse en arrêtant une sécrétion
morbide, on ne peut attendre de guérison radicale que
d'une médication long-temps continuée, et reprise par
intervalles. Je m'expliquerai plus bas sur ce point qui
a été mis en question à l'Académie de médecine à propos
du traitement par le chlore.

TROISIÈME OBSERVATION,

---

*Phthisie déclarée. — Traitement par l'aconit et la
poudre de digitale.*

Un jeune paysan, âgé de 23 ans, était atteint de phthisie
pulmonaire depuis quelques mois. Lorsque je le vis en
novembre 1827, il présenta les symptômes suivans :
maigreur considérable, grande pâleur, fièvre hectique,
sueurs nocturnes, crachats copieux et purulens, pectoriloquie avec gargouillement. Le malade avait la poitrine
très enfoncée, les omoplattes saillantes, et il était tout-à-
fait voûté, en sorte qu'il regardait constamment la terre.
On m'assura qu'il n'en était point ainsi auparavant, et
que c'était là un effet de sa maladie. Je lui fis appliquer
quelques sangsues, puis je lui fis prendre des pilules
composées de deux grains d'extrait d'aconit et d'un dix-
huitième de grain de digitale pourprée en poudre. Je fis
d'ailleurs appliquer un vésicatoire sur les côtes, à cause
de douleurs profondes de la poitrine que le malade ac-
cusait à cette époque. Au bout de quelques semaines, le
malade avait retrouvé de la gaîté, car sa maladie l'avait
rendu extrêmement taciturne. Les sueurs, la fièvre,
l'expectoration avaient peu-à-peu diminué. Le malade
s'était même redressé, et sa convalescence fut entière et
durable.

QUATRIÈME OBSERVATION.

Phthisie commençante. — Traitement par l'aconit et la digitale.

A la même époque, c'est-à-dire à la fin de 1827, j'eus occasion de voir un jeune homme de 21 ans, malade depuis trois semaines. L'expectoration n'était pas encore aussi abondante que chez le précédent, mais les crachats étaient fortement teints de sang et gagnaient le fond de l'eau. Le malade avait des sueurs colliquatives vers le matin, et se sentait très affaibli : toutefois il n'était pas réduit à garder le lit. Il présentait une rougeur circonscrite sur les pommettes, et cet aspect de la phthisie que l'on a désigné par l'épithète de *floride*. Je lui fis faire d'abord une légère saignée à cause du crachement de sang, puis j'administrai l'aconit et la digitale comme chez le précédent. Je n'ai pas besoin de dire que l'on augmentait successivement le nombre des pilules qu'il prenait par jour. Ce jeune homme fut guéri dans l'espace d'un mois à six semaines.

CINQUIÈME OBSERVATION.

Phthisie lente. — Traitement par l'aconit seul.

Un homme, âgé de plus de quarante ans, était atteint de l'une de ces phthisies lentes, dont le cours s'étend à plusieurs années : j'ai rencontré, pour le dire en passant, l'exemple d'une phthisie qui durait depuis vingt-quatre ans lorsque le sujet de cette observation succomba, et dont on ne s'était jamais occupé. Quant au malade qui fait le sujet de l'observation qui nous occupe, ce mal de langueur le minait depuis plus de deux ans, et il avait déjà été traité par des moyens plutôt hygiéniques que pharmaceutiques. Il était dans un état avancé d'émaciation, et avait presque continuellement des sueurs colliquatives. La toux le fatiguait beaucoup, et l'expectoration était assez considérable surtout le matin. La pectoriloquie était manifeste. Le malade était d'une faiblesse extrême tous les matins, et se trouvait mieux vers le soir. La maladie ayant pris un nouveau degré d'intensité, il avait depuis quelque temps perdu presque tout appétit. En raison de la marche de cette affection, je ne donnai que l'aconit au malade. Il prit des pilules composées de deux grains d'extrait et d'un grain de poudre d'aconit napel. Il en prit à plusieurs reprises en augmentant successivement depuis six jusqu'à vingt-quatre pilules par jour. Au bout de trois mois de traitement, le malade, chez lequel les sueurs et l'expectoration avaient peu-à-peu diminué et qui avait recouvré de l'appétit et des forces, fut en état de reprendre activement ses travaux. Depuis ce moment, il regagna de plus en plus des forces et de l'embonpoint, et sa santé s'est maintenue dans un état satisfaisant. Son teint même, qui était hâve et terreux et qui portait l'empreinte d'un lent dépérissement, parut s'éclaircir un peu et recouvrer quelque chose du coloris vital.

SIXIÈME OBSERVATION.

---

*Phthisie subaiguë et avancée. — Traitement par l'aconit
et l'acide hydrocyanique.*

Une jeune fille, à l'époque de la puberté qui s'était
annoncée par plusieurs efforts de la nature pour établir
la fonction menstruelle, m'offrit un état bien déplorable
de langueur et de dépérissement. Cette jeune fille était
éminemment scrofuleuse, et je soupçonnai d'abord chez
elle le mal vertébral de Pott qui entraîne souvent tous
les symptômes de la phthisie, de telle sorte que j'ai vu de
prétendus phthisiques, condamnés par leurs médecins,
qui n'étaient autres que des malades atteints du mal de
Pott, avec crachats sanguinolens et purulens, fonctions
digestives délabrées, sensation comme d'un cercle qui
les serre autour du corps, ce qui est un signe caractéris-
tique, paralysie commençante des extrémités inférieures, fièvre hectique et sueurs colliquatives : une éponge
imbibée d'eau chaude que l'on promène le long de la colonne vertébrale fit découvrir le véritable siége du mal,
et ces sortes de malades se guérirent par le traitement
spécial de cette maladie, qui n'est plus celui de la phthisie pulmonaire. Toutefois, si, dans le cas dont il s'agit,
je ne découvris pas le mal de Pott, je constatai une légère
déviation de la colonne vertébrale. La jeune malade,
élevée dans une misère et une malpropreté extrêmes, offrait une expectoration copieuse, teinte de stries de sang

et d'un aspect purulent avec coloration diverse. La toux était fréquente et les sueurs nocturnes constantes. La malade était très décharnée et n'avait de rougeur que sur les joues. Elle était à-peu-près toujours alitée ; car il lui était d'ailleurs impossible de se soutenir sur les pieds sans l'appui de quelqu'un, les extrémités inférieures étant en quelque sorte paralysées et offrant des gonflemens scrofuleux qui paraissaient et disparaissaient tour à tour. La fièvre était dévorante.

J'administrai, en premier lieu, l'aconit seul en pilules composées de deux grains d'extrait et d'un grain de la poudre. Je donnai ensuite, n'ayant rien obtenu de cette première médication, l'aconit uni à la digitale. Je portai plusieurs fois ce traitement jusqu'aux nausées, et j'en obtins une amélioration prompte et prononcée. Craignant l'action de la digitale sur ce sujet, je revins à l'aconit seul. Son état fut alors quelque temps stationnaire. Enfin j'administrai l'acide hydrocyanique à fort petite dose, et j'en obtins des résultats inattendus. Le travail de consomption fut arrêté, la fièvre cessa, la malade recouvra des forces ; bientôt elle put marcher et sortir de son triste réduit. L'appétit se prononça avec force et devint de la faim. Malheureusement tous les soins hygiéniques, si utiles comme auxiliaires du traitement, ne pouvaient avoir lieu ici. Malgré cela, la malade entra tout-à-fait en convalescence.

SEPTIÈME OBSERVATION.

———

Phthisie désespérée traitée avec succès par la digitale.

Héry, briquetier aux verreries de Saint-Quirin, âgé de 41 ans, père de neuf enfans, d'un tempérament lymphatique bilieux, d'une constitution assez faible, n'avait jamais joui d'une santé florissante et avait toujours été d'une maigreur prononcée. Sa poitrine mal conformée, aplatie, et ses omoplattes saillantes, offraient chez ce malade aussi l'habitude extérieure assez ordinaire chez les phthisiques. Il faut peut-être observer encore que, par ses travaux, cet homme était habituellement exposé à une poussière fine dans les ateliers où il était occupé. Le début de la maladie, chez lui, s'était annoncé par une forte hémoptysie. Cet accident ayant été combattu une première fois, ne tarda pas à se répéter. Cette fois, l'hémoptysie fut plus sérieuse et plus alarmante : le malade vomit, à quelques reprises, une quantité de sang égale à plusieurs pintes. On arrêta l'hémorrhagie, non sans difficulté, au moyen de saignées générales et locales, et l'on mit le malade à l'usage des boissons adoucissantes, au repos et à la diète. Comme je n'avais point vu le malade à cette époque, je ne puis dire si, après la première hémorrhagie, on remarqua chez lui des crachats purulens et un commencement de consomption. Ce que je sais seulement, c'est que bien certainement cette hémorrhagie indiquait l'existence de tubercules et

peut-être déjà leur ramollissement, et en effet la phthisie pulmonaire se prononça, aussitôt après la seconde,
avec un caractère de gravité extrême. Cette affection
marcha avec tant de rapidité qu'au bout de six semaines,
à dater de la dernière hémoptysie, le malade était réduit à l'état le plus déplorable. C'est alors que je le vis
pour la première fois au commencement de l'été de
1828, et voici à quelle occasion. M. le docteur Varlet,
médecin de l'établissement, devant faire une absence de
huit jours, me pria de voir ses malades pendant ce
temps. A son retour, je lui dis que j'aurais l'intention de
tenter un traitement chez Héry, s'il voulait bien me le
laisser. Il y consentit volontiers, et vint plusieurs fois
revoir ce malade avec moi pour juger des effets de ma
médication.

Au moment où j'entrepris le traitement de Héry,
voici quel était l'état des choses. Le malade était alité,
n'ayant plus la force de se tenir debout ou de marcher.
Il était arrivé au dernier degré de marasme. Son teint
était terreux, son œil brillant et fatigué, sa figure, ses
membres, ses doigts tout-à-fait décharnés. La fièvre à
laquelle il était en proie avait une intensité peu com-
mune ; la peau était brûlante ; les sueurs colliquatives
ruisselantes ; le pouls irrité, dur et très fréquent : 120
pulsations. La langue était rouge et chargée d'un enduit
mucoso-bilieux. L'appétit était tout-à-fait détruit, la soif
grande, et il y avait chaque jour plusieurs selles diarrhéiques. Les clavicules, surtout la droite, offraient un
son mat. On entendait un râle muqueux, et je constatai
une pectoriloquie manifeste. L'expectoration était copieuse et s'élevait à plus d'une pinte par jour. Les crachats étaient d'un jaune verdâtre et d'une fétidité telle
que l'on en était péniblement affecté en ouvrant la porte

de la chambre où se trouvait le malade. Je recommandai d'aérer souvent cette chambre, mais je ne pus détruire l'odeur infecte que ces crachats y répandaient qu'au moyen de fumigations préparées avec de l'acide sulfurique, auquel on mêlait de temps à autre de petites quantités de nitrate de potasse. Ces crachats d'ailleurs se brisaient en grumeaux, et gagnaient promptement le fond de l'eau.

Je trouvai le malade à l'usage de boissons émollientes et à celui d'une potion de kermès dans laquelle entrait de l'extrait d'aconit. Le médecin précédemment avait aussi fait renouveler plusieurs fois l'application des sangsues. A l'époque dont je parle, il pensait que le malade ne pouvait plus guère vivre au-delà d'une quinzaine de jours, et déjà depuis quelque temps son état lui avait paru tout-à-fait désespéré. Plusieurs personnes qui connaissaient cet état et le pronostic ci-dessus étaient fort étonnées que je voulusse entreprendre un pareil traitement. Moi-même j'essayai ma médication sans aucun espoir, et seulement parce que j'avais appris à me défier du pronostic que l'on porte ordinairement dans cette triste maladie. Cette tentative d'ailleurs ne pouvait m'offrir aucunes chances funestes, et cela suffit à m'y décider.

Mais je me trouvai d'abord dans un cruel embarras, et fort indécis sur ce que j'allais faire. Quelques jours d'observation m'apprirent que la maladie faisait des progrès trop rapides pour que je pusse songer à la combattre avec avantage au moyen de l'aconit, dont l'action est beaucoup trop lente en pareil cas, et je craignais singulièrement l'action de la digitale sur un sujet dont la vie ne me paraissait plus tenir qu'à un fil. Pour ne pas m'exposer à éteindre subitement ce faible reste

du soufle vital , je préparai moi-même, à notre pharma-
cie de campagne, une infusion très légère de digitale,
au moyen d'un demi-gros sur sept à huit onces d'eau.
Celle-ci n'en était que très faiblement teinte. Je fis prendre au malade deux cuillerées par jour de cette infusion,
et j'en cessai l'usage au bout de trois ou quatre jours et
sans attendre aucun des effets par lesquels se trahit son
action sur l'économie vivante, tant j'avais d'appréhen-
sions. Je laissai alors le malade sans aucun remède pendant cinq à six jours, et le mis à l'usage de bouillons au
bœuf et au veau préparés avec soin. Je lui fis faire en
même temps des frictions avec l'onguent de tartre stibié
sur la poitrine, autant pour fouetter la réaction vitale
que pour la détourner en partie de l'organe malade, où
elle était nécessairement concentrée.

Après cette première interruption, n'ayant aperçu
aucun inconvénient pour le malade de l'usage de la digitale, j'y revins un peu moins timidement. Je fis prendre.
trois cuillerées de la même infusion, mais j'avoue que
cette fois encore je n'osai pas attendre les effets de la digitale pour m'interrompre de nouveau, et j'en sus-
pendis l'usage au bout de quatre à cinq jours. Je
m'enhardis de plus en plus depuis ces deux premières
administrations du remède, et à la troisième je donnai
une infusion faite avec la même quantité de digitale sur
six onces de véhicule, en la concentrant un peu plus par
une macération de quelques minutes. Je portai la dose
jusqu'à quatre cuillerées cette fois, et j'en continuai l'u-
sage jusqu'à la première manifestation de quelques légères nausées. Aussitôt je m'arrêtai et mis un nouvel intervalle de huit jours entiers. Dans la suite, je ne cessai
plus l'usage de cette infusion aussitôt cette première
manifestation, et, connaissant mieux mon malade qui

d'ailleurs était plus habitué à l'action du remède, je continuai celui-ci jusqu'à ce que les effets fussent bien prononcés. Cependant je n'ai point dépassé la dose d'un gros sur six onces et de six à huit cuillerées par jour. D'un autre côté, je renonçai à l'onguent de tartre stibié, lui préférant l'application d'un large vésicatoire sur la région thoracique.

Après trois semaines à-peu-près de ce traitement, je crus pouvoir pronostiquer que l'état du malade laissait quelque espoir, ce qui parut une étrange illusion de ma part. Au bout de cinq à six semaines, j'assurai positivement que je considérais le malade comme hors de danger.

En effet le travail de désorganisation diminuait chaque jour davantage, et le malade avait recouvré du sommeil, de l'appétit et quelques forces. Parvenu à un certain degré de restauration, l'expectoration était réduite à peu de chose ; les sueurs colliquatives ne reparaissaient plus que de temps à autre et en petite quantité ; les fonctions digestives se faisaient bien ; le malade pouvait sortir et se promener un peu au soleil. Mais alors son état me parut stationnaire pendant quelque temps. Depuis trois semaines, je l'avais laissé sans aucun remède et je ne voulus pas lui donner encore la digitale, sous l'influence de laquelle je l'avais tenu pendant trois mois environ. Je lui fis donc prendre les pilules d'aconit sulfureuses, et sa guérison s'acheva entièrement sous l'influence de cette autre médication.

J'ai remarqué chez ce malade un phénomène que j'ai déjà noté. Les pustules provoquées par l'onguent de tartre stibié avaient dégénéré, à trois ou quatre endroits, en ulcérations qui se couvraient de croûtes fort épaisses et ne se guérissaient pas. J'irritai ces parties en les faisant saupoudrer d'un mélange de quinquina, de camphre et de sucre, mais sans aucun succès. Lorsque la restauration des|forces et la nutrition du corps furent rétablies à un certain point, je vis ces ulcères se guérir peu à peu et spontanément.

Je fis voir ce malade, en automne, à M. le docteur Lahalle de Blâmont, qui m'honore de son amitié. Il reconnut que le malade était dans un état de convalescence parfaite; mais était-ce, me dit-il, véritablement un phthisique? Je priai M. le docteur Varlet, qui était présent, de dire ce qu'il en pensait, et M. Varlet affirma à M. Lahalle qu'il l'avait considéré comme un phthisique même désespéré. Quoi qu'il en soit, Héry a pu être occupé de nouveau aux approches de l'hiver à quelques travaux très faciles et appropriés à son état, en attendant qu'il fût capable d'autres travaux. Depuis ce temps, il n'a pas discontinué de travailler, et il y a peu de temps que, m'en étant informé, j'ai appris que son état continuait d'être fort satisfaisant.

Cependant je demanderai à mon tour, non si Héry était phthisique, mais s'il est radicalement guéri? Je ne me suis pas flatté d'une telle pensée, puisque, en quittant le pays où il vit, j'ai recommandé que de temps à autre il fît encore usage des pilules d'aconit sulfureuses que je lui administrai en dernier lieu, et qu'il y revînt ainsi pendant une année tout entière et plus. Néanmoins Héry avait repris peu à peu sa nourriture ordinaire, à laquelle il a été ramené par degrés, après avoir eu un régime plus convenable et avoir été entouré de plus de soins. J'ignore au reste si ce malade a tenu compte de la recommandation que je lui avais faite.

Je m'expliquerai à ce sujet sur un point mis en question à l'Académie de médecine, à propos du chlore. On

a demandé si le chlore guérit radicalement ou s'il ne fait
que pallier la phthisie pour quelque temps, et l'on a ré-
pondu que le chlore ne préservait sans doute pas plus
d'une rechute que telle autre médication dans telle autre maladie. On peut faire la même question à propos
de toute espèce de médication dans la phthisie pulmonaire. Mais à l'égard de cette affection, il y a, je crois,
autre chose à dire que la réponse que l'on a faite. Non,
quand au moyen d'un traitement quelconque on est
parvenu à guérir une phthisie, c'est-à-dire à arrêter la
désorganisation, il ne faut point considérer les malades
comme radicalement guéris lors de leur convalescence,
ni croire que les rechutes, s'il y en a, soient une
nouvelle affection indépendante de la première. Je pense
au contraire que ces rechutes sont des suites de la première affection, et ne font qu'une même maladie avec
elle. Une phthisie pulmonaire étant guérie, on n'en sera
pas moins exposé à voir reparaître, en beaucoup de cas,
de nouveaux accidens, de nouvelles hémoptysies, de
nouvelles fusées de suppurations tuberculeuses, un nouveau travail de désorganisation et de consomption. Une
cure radicale de la phthisie pulmonaire exige que les
malades demeurent sous l'influence d'un régime approprié et de certaines médications, reprises à des intervalles plus ou moins longs, quelquefois pendant plusieurs années : trop heureux d'échapper à ce prix à cette redou-
table maladie, et d'obtenir, en retour de cette sage per-
sévérance, une guérison vraiment consolidée. M. Hessert
m'a communiqué plusieurs observations à lui propres,
dans lesquelles les malades avaient éprouvé plusieurs rechutes et étaient restés sous l'influence médicatrice pendant trois et quatre ans. Mais leur guérison s'était ensuite consolidée entièrement, et ces personnes jouis-

saient d'une santé parfaite depuis vingt ans. Il est vrai que ceci rend la guérison entière moins facile dans les classes peu aisées, qui sont aussi moins éclairées et moins soucieuses de l'avenir; mais certainement ce sont là des cures radicales, ou je ne sais ce qu'il faut appeler de ce nom.

HUITIÈME ET NEUVIÈME OBSERVATIONS.

Phthisies pulmonaires suivies de mort.

Voici maintenant, après plusieurs observations heureuses, deux cas de phthisie pulmonaire terminés par la mort. Mais on verra , par les circonstances qu'elles présentent, si ces observations peuvent être considérées comme infirmant en quelque chose la méthode thérapeutique que j'ai exposée et appuyée des faits heureux qui précèdent.

Louise P.., âgée de vingt ans, d'un tempérament lymphatique, d'une peau fine et blanche avec nombreuses éphélides , but de l'eau froide lorsqu'elle se trouvait couverte de sueur à la suite de la danse. Elle fut prise dès ce moment d'une toux peu fatigante qu'elle regarda d'abord comme un rhume. Bientôt se manifesta une expectoration purulente, mais fort peu copieuse, et , un travail sourd pour ainsi dire de désorganisation minant la malade, elle dépérit sensiblement. La fièvre, les sueurs, tous les symptômes étaient fort peu prononcés. Le symptôme le plus pénible et le plus sérieux que parût éprouver cette jeune fille consistait dans une gêne extrême de la respiration, laquelle était singulièrement courte et haute. Il lui était impossible de faire une inspiration tant soit peu soutenue et profonde. Il n'y avait pas pectoriloquie.

Je fis prendre d'abord à la malade de l'extrait d'aconit

à la dose de quatre, six, huit et dix grains par jour, avec
de la poudre de digitale à celle d'un demi-grain par
jour. Cette médication fut commencée après deux applications de sangsues, et continuée pendant huit jours, à
la suite de quoi la malade resta à-peu-près quinze jours
sans remède ; mais le dépérissement marchant à vue
d'œil, les forces baissant et la respiration devenant de
plus en plus difficile et courte, la malade fut réduite à
garder le lit, et je résolus de recourir à la digitale en
infusion. Je fis préparer une infusion d'un demi-gros de
digitale sur six onces d'eau, et j'en administrai trois
cuillerées par jour. Au troisième jour de cette administration, on vint me chercher en toute hâte le soir, parce
que la malade était tombée en syncope. Je la trouvai
rendant le dernier soupir. L'autopsie n'a pas pu être
faite. Je ne peux m'expliquer cette mort hâtive et im-
prévue, qui certainement ne pouvait être due aux progrès d'une désorganisation peu avancée, qu'en suppo-
sant que la cause de cette affection avait surtout lésé les
nerfs de l'appareil ganglionnaire et ceux de la paire vague
qui s'anastomosent avec eux. Ceci expliquerait aussi, ce
me semble, l'asthme remarquable dont la malade était
atteinte, et qui n'existait en aucune manière avant la
maladie. Toujours est-il que cette observation semble
prouver qu'une réaction forte et développée est d'un
meilleur pronostic qu'une réaction sourde, ce qui sans
doute a donné lieu à cette opinion assez généralement
répandue, qu'une expectoration facile est un bon symptôme dans la phthisie pulmonaire. Elle confirme encore
ce que dit Klein, dans son *Interpres clinicus*, que le
dernier article de la vie est assez douteux par fois dans
cette maladie.

L'autre observation, terminée par la mort, est propre

à faire voir que la digitale doit être administrée avec prudence, et que, si son action modérée enraye une réaction morbide qui ne sert qu'à hâter les progrès de la désorganisation, cette même action, portée trop loin, anéantit toute réaction, opprime l'organisme, éteint l'énergie vitale.

Elle regarde un homme âgé de 47 ans, verseur de glaces aux verreries de Saint-Quirin, d'un tempérament lymphatique, d'une constitution usée par les chagrins et des travaux pénibles, d'une stature élevée, d'une poitrine étroite et d'une réaction vitale languissante. Depuis un certain temps déjà, ce malade dépérissait par chagrin de la perte de sa femme, qui lui avait laissé deux enfans encore jeunes. L'affection pulmonaire affectait chez lui une marche fort lente; l'expectoration était peu copieuse et les sueurs colliquatives peu abondantes. Mais l'état de l'appétit et des fonctions digestives indiquait une souffrance grave de l'organisme. Je prescrivis une demi-once de teinture de digitale avec un gros d'extrait d'aconit que l'on y avait dissous, et je dis d'en prendre cinq gouttes le matin et cinq gouttes le soir.

Le malade avait commencé l'usage de ce médicament le soir. Le surlendemain on vint me dire qu'il était extrêmement faible. En effet, je le trouvai alité et abattu: il se sentait de la paresse des membres, et même de la paresse pour parler. Je demandai aussitôt s'il n'avait pas excédé ma prescription dans l'usage de son remède. Il m'assura que non, en ajoutant que la veille néanmoins il lui en était échappé quelques gouttes de plus. Je demandai à combien il évaluait cet excédant, si c'était à vingt ou trente gouttes? Sa réponse fut que ce n'était pas à une aussi grande quantité. Rassuré sur ce point, je l'examinai pour savoir s'il n'avait pas commis quelque faute de régime, et n'ayant pu trouver aucune cause de sa faiblesse, j'attribuai celle-ci à un accident de son état. En explorant son pouls, je le trouvai d'une fréquence plus que normale.

J'allais le quitter lorsqu'on me dit qu'il n'avait plus une quantité suffisante de son remède pour le lendemain. Mon étonnement alors fut extrême; je m'enquis de ce qui était arrivé et me fis présenter la fiole. Il ne restait tout au plus que le quart de la quantité prescrite, et le malade n'en avait point perdu: il avait donc usé toute cette quantité. Je m'informai de ce qu'il entendait par une goutte? car j'avais eu bien soin d'expliquer avec détail comment il fallait compter les gouttes, et j'avais recommandé qu'il ne prît pas le remède, si, par maladresse, il en avait laissé échapper plus que les cinq gouttes prescrites. Bien que ce malade et la personne qui le soignait m'eussent paru non dépourvus de toute intelligence, je ne pus savoir comment il en était venu à faire un pareil usage de son médicament, et lui-même préparait les doses qu'il prenait.

Aussitôt je fis appliquer un vésicatoire sur la poitrine, et j'ordonnai au malade des lavemens avec une dissolution de savon. Je m'aperçus alors, en explorant de nouveau le pouls, qu'il était irrégulier, tantôt fréquent et tantôt lent. Le sujet de cette observation avait pris en 36 heures trois gros de teinture de digitale environ. Au bout de quelques jours il parut aller mieux. Les nausées qu'il avait éprouvées diminuaient, le pouls était redevenu plus régulier, et les forces étaient moins abattues. Le malade avait repris quelque gaîté. Mais huit ou dix jours s'étant écoulés, un hydrothorax se déclara chez lui. Je ne pouvais plus, dans ce cas, recourir à la digitale contre cette nouvelle affection. J'employai d'autres

moyens diurétiques, et je couvris la poitrine de vésica-
toires. Tout cela fut inutile : la réaction s'éteignit de
plus en plus, l'expectoration se supprima, et le malade
succomba à l'hydrothorax.

MÉTHODE DE NEUMANN.

Phthisie pulmonaire traitée suivant la méthode de Neumann, par le docteur Sibergundi.

« La femme Ratten, âgée de 28 ans, d'un tempérament sanguin, d'une famille phthisique, bien réglée, sujette à de fréquentes épistaxis, mère de deux enfans dont le dernier, mort peu après sa naissance, était né trois mois avant la maladie de la mère, avait eu beaucoup de soucis et de privations à souffrir et avait une nourriture et une habitation malsaines, quand elle fut atteinte de sa maladie au mois d'avril. Les symptômes qu'elle éprouvait devinrent de plus en plus intenses : c'était une toux violente, de l'oppression de poitrine, des douleurs sourdes et gravatives au-dessous de la mamelle droite ; puis une mauvaise digestion, de l'anorexie, des douleurs de bas-ventre, des déjections alvines irrégulières et la perte des forces.

» Malgré ces maux, la malade se traîna ainsi pendant plusieurs mois avant de réclamer les secours de la médecine. L'épuisement et les accidens du côté de la poitrine l'obligèrent enfin à s'y résoudre.

» Au mois de juin où je vis la malade, je trouvai cette femme, dont les omoplattes étaient saillantes, le cou alongé et les dents blanches, fort émaciée et pâle de figure, excepté la rougeur circonscrite des joues. La respiration était courte et peu profonde, et si la malade essayait de faire une profonde inspiration, elle était aussitôt prise de toux et d'une douleur plus sensible dans le côté thoracique droit, ce qui lui faisait porter spontanément la main de ce côté.

» L'expectoration, à la suite de la toux, était épaisse, striée de sang, jaune, non cohérente, et elle gagnait le fond de l'eau. La malade disait qu'elle partait d'un point au-dessous du mamelon droit. Le stéthoscope de Laënnec, appliqué à droite, faisait entendre parfaitement la pectoriloquie.

» Le pouls était fréquent, de 100 à 110 pulsations; il était petit et une exploration attentive y découvrait une certaine dureté.

» La langue était blanchâtre; l'appétit manquait et il y avait une soif vive. La malade d'ailleurs se plaignait d'une sensibilité douloureuse à l'épigastre, de telle sorte qu'une fort légère pression de la main y déterminait de la douleur. Les selles étaient irrégulières et plus souvent diarrhéiques que naturelles. Les urines étaient foncées le matin et dans l'après-midi.

» Un frisson se faisait sentir régulièrement à deux heures après midi; il était suivi de chaleur générale, qui était pénible et brûlante dans la paume des mains et à la plante des pieds. Les nuits alors étaient agitées, fatigantes par la toux et l'insomnie, et vers le matin arrivaient les sueurs colliquatives.

» Je fis observer le repos et le silence. Je recommandai une nourriture douce, et je donnai le nitre avec une décoction de salep. Je fis en outre appliquer des sangsues au côté thoracique droit, qui était le côté malade, et en même temps je fis respirer des vapeurs émollientes.

» Après quinze jours de cette médication, l'état de la malade n'ayant point changé, si ce n'est qu'elle paraissait expectorer plus facilement et souffrir moins de la

toux, et la fièvre hectique continuant d'épuiser l'organisme, j'appliquai un séton comme moyen dérivatif, et
je fis prendre à la malade trois gros d'extrait de chien-
dent par jour.

» Après quatre autres semaines, la toux avait diminué;
l'expectoration, qui était devenue de moins en moins
copieuse, avait même entièrement cessé, mais la malade
n'avait malgré cela fait aucun progrès vers la convalescence. La fièvre était toujours la même; la dyspnée et le
pouls n'offraient aucun changement : la respiration était
toujours singulièrement accélérée et le pouls à 110. La
digestion pourtant était un peu rétablie et les sueurs
nocturnes moins abondantes. Le séton fut alors sup-
primé.

» Le mucilage de lichen d'Islande avait suffi, dans cet
état de choses, à produire chez la malade un trouble si
prononcé qu'elle demanda elle-même à renoncer à ce
médicament. Le travail de dissolution générale menaçait
de faire plus de ravages que jamais, quand je résolus de
recourir à la digitale pourprée, employée suivant la méthode de Neumann. Je la préférai à l'acide hydrocyanique, parce que celui-ci est d'un effet peu sûr à cause de
sa grande volatilité; parce que, d'après l'observation,
s'il paraît capable d'apaiser le mouvement consomptif et
désorganisateur, il paraît aussi agir défavorablement sur
la nutrition; parce qu'enfin son action est si fugitive
qu'il faut l'employer sans relâche pour apaiser l'irritation, le désordre fébrile, ce qui ne laisse pas à la réparation organique le temps de se faire. C'est encore à cause de
son action nuisible sur l'assimilation que je rejetai aussi
l'acétate de plomb donné avec avantage par Hildenbrandt et employé par Fouquier à Paris. La digitale, au
contraire, a cela de particulier que son action défavora-

ble sur la nutrition est fort passagère, tandis que son action sur la circulation et la respiration, sur les organes de l'expansion, est d'une durée assez longue.

» En conséquence, au 18 juillet, la malade commença à prendre une infusion de digitale d'un gros sur six onces d'eau. Cette infusion devait être consommée en deux fois vingt-quatre heures. Au 21 du même mois, il n'y avait encore aucun changement dans la toux, la fièvre et le pouls. Au 23, la malade se plaignit de faiblesse et d'agitation, et elle éprouva de la pesanteur des lombes, ce qu'elle regarda comme un signe avant coureur de la menstruation. Je lui fis préparer alors une infusion nouvelle avec un gros et demi de digitale sur la même quantité de véhicule, dont elle continua de prendre une cuillerée toutes les deux heures. Au 25, éruption des menstrues, et en même temps on remarqua un grand changement. L'estomac était fort sensible à la pression; il y avait des nausées continuelles suivies une fois de vomissement; la malade se plaignait d'une sensation de tension depuis la région cardiaque jusque dans la gorge. La figure changeait à chaque instant de couleur; elle devenait pâle, puis elle s'animait de nouveau. Le nez, les pieds, les mains, étaient froids. La respiration était lente et suspirieuse. La toux avait disparu. Le pouls était à 30, tendu, irrégulier, intermittent, rebondissant, puis filiforme (1).

---

(1) D'après tous ces signes, il est évident que le médecin allemand avait donné la digitale à trop haute dose et trop brusquement amené les effets qu'elle produit. Il serait de la dernière imprudence de suivre son exemple dans l'administration de cet agent, qui, lorsqu'il est employé avec mesure, lenteur et timidité même, est d'un secours bien précieux.

» Les sécrétions alvine et urinaire se faisaient régulièrement; les règles étaient très fortes, mais aqueuses. Ces
accidens, et surtout la faiblesse extrême de la malade,
lui firent croire qu'elle touchait à sa fin, au sujet de
quoi je la rassurai entièrement. Je supprimai alors la digitale, et ne fis prendre à la malade que des crèmes
d'orge ou de gruau avec un peu d'une solution d'extrait
d'oranges.

» Au 27, les accidens des organes digestifs s'étaient dis-
sipés et la malade ne se plaignait plus autant de faiblesse;
mais le pouls et la respiration conservaient leur lenteur.
La malade resta dans cet état à-peu-près huit jours,
au bout desquels elle sentit revenir ses forces. Le pouls
et la respiration revinrent en même temps à leur état
normal. La convalescence fut rapide, et la malade recouvra bientôt son embonpoint et ses forces musculaires.
Trois mois après sa convalescence, je l'ai revue bien por-
tante chez moi où elle venait me remercier, et je ne
lui trouvai que les accidens d'une grossesse commençante (1). »

---

(1) *Rheinisch Westphalische Jahrbucher für Medizin und Chirurgie*, x. Bd.

MÉTHODE DE GÜNTHER.

Phthisie pulmonaire traitée suivant la méthode de Günther, par le docteur Brosius.

Nous croyons utile aux progrès de la thérapeutique, dans une maladie aussi meurtrière que la phthisie, d'indiquer ici par un exemple chacune des deux principales méthodes qui ont obtenu quelques succès en Allemagne. Le docteur Brosius avertit, en rapportant l'observation suivante dans le Journal de médecine pratique de Hufeland, qu'il la raconte telle que la réalité la lui a présentée, afin de conserver aux faits toutes leurs particularités.

« Le 28 mars 1827, dit-il, un paysan de Welberg vient réclamer mes conseils au sujet de sa fille malade. Il ne venait pas m'inviter à la voir, mais seulement me demander quelque remède. Ma fille, dit le paysan de Welberg, est malade de l'estomac; elle manque d'appétit et ne supporte pas le peu qu'elle mange. Elle en est devenue si faible qu'elle garde le lit depuis quinze jours et qu'elle ne dort plus. Je fis diverses questions au paysan, et il répondit que sa fille a dix-huit ans; qu'elle a été vaccinée; qu'elle a toujours été d'une santé délicate; que le père, la mère et les frères se portent bien, mais que l'un de ces derniers est mort à quatorze ans de consomption. Il ajoute : je ne sais, au reste, comment ni quand la maladie de ma fille a commencé; elle n'a, à la vérité, jamais mangé beaucoup, mais depuis trois semaines elle ne mange presque plus du tout. Elle tousse bien un peu et crache en toussant; pourtant cela ne l'incommode pas et sa poitrine est fort bonne: il n'y a que l'estomac qui n'aille pas; l'estomac est tout-à-fait dérangé chez elle, et c'est là toute sa maladie (1). En vertu de ce rapport je prescrivis quelques amers.

» Pendant les trois semaines qui suivirent, l'on me fit des rapports assez réguliers. Tantôt la malade allait mieux, tantôt plus mal, tantôt elle allait de même. Enfin je représentai au paysan qu'il vaudrait beaucoup mieux que je visse la malade, et il consentit à ma visite.

» Je trouvai une jolie figure ovale, fine, pâle, colorée seulement sur les joues, des yeux bleus, un regard morose, des lèvres d'un rouge pourpre. Le nez et la lèvre supérieure indiquaient la disposition scrofuleuse. La main droite, étendue sur le lit de la malade, offrait de longs doigts décharnés; les dernières phalanges étaient plus vermeilles que le reste de la main et les ongles commençaient à se recourber, ce qui me fit frémir. Elle tenait un mouchoir de l'autre main et se détournait à chaque instant pour cracher à la dérobée. A peine lui eus-je adressé la parole qu'elle me dit avec humeur : J'aimerais beaucoup mieux, M. le médecin, que vous disiez tout de suite que vous ne pouvez m'aider. Au moins ne prendrais-je plus alors de ces drogues qui me répugnent, et tout le monde dit d'ailleurs que j'ai le mal de langueur. Je lui touchai les mains et les pieds. Le pouls

---

(1) Certaines manières de voir, comme celle du paysan de Welberg, ne s'attachent-elles pas trop exclusivement à certains symptômes communs à toutes sortes d'états fébriles ?

était à 110 pulsations. Il y avait un œdème prononcé autour de la malléole et l'empreinte du doigt y restait. Je demandai à la malade si elle allait à la selle? Oui, répondit-elle, et même jusqu'à quatre et cinq fois par jour, quoique je ne mange pas; mais cela vient de ce que je bois beaucoup. Je lui dis ensuite que, comme elle s'était refroidie, il faudrait la faire suer. Pour Dieu non, je vous en prie, reprit-elle avec vivacité, j'ai déjà tant de sueurs qu'il me faut changer tous les matins. De cette manière j'avais tout appris sans rien demander directement. La mère, en outre, me fit voir l'expectoration de la matinée qui était fort copieuse.

» Je ne crois pas qu'il y ait eu erreur sur le diagnostic ni qu'il faille même en dire plus sur l'état de la malade. Je prescrivis, selon la méthode de Günther, des poudres de deux grains de sulfate de quinine et d'un demi-grain de digitale au nombre de douze, pour en prendre quatre par jour. Je donnai en tisane l'herbe de galeopsis grandiflora.

» Je recommandai qu'on m'envoyât des nouvelles de la malade dès qu'elle aurait achevé de prendre ses poudres. Au jour convenu, personne ne vint, et je n'entendis plus parler d'elle depuis ma visite. On se figure ce que j'en pensai. J'avais oublié cette pauvre jeune fille, lorsque, au commencement de mars 1828 et ainsi après le laps d'un an, je vis entrer chez moi son père, qui venait acquitter sa dette. Je voulus lui dire quelques mots de consolation en m'informant du dernier état de sa fille. D'abord il ne me comprit pas et me répondit : oh! maintenant c'est une forte fille, qui est capable de tous les travaux et nous épargne une servante. Je ne pus me défendre d'un mouvement de surprise et le paysan s'en apercevant, ajouta : Non, Dieu merci, elle n'est pas morte : elle va à merveille à présent. Les poudres lui ayant fait beaucoup de bien, nous les fîmes répéter. Bientôt elle reprit un peu d'appétit, et peu à peu toutes ses forces sont revenues par la nourriture. »

Le résultat de cette intéressante observation (1) sans doute doit être rapporté à la digitale. Nous ne croyons pas qu'il vienne à l'esprit de personne d'en revendiquer une part pour le sulfate de quinine. La méthode de Günther, qui consiste à allier la quinine à la digitale, est vicieuse précisément en ce point : elle porte le cachet de la médecine allemande, qui pèche presque toujours par la polypharmacie, par le défaut de simplicité et ces notions browniennes de faiblesse, au vague desquelles les Allemands ont beaucoup de peine à renoncer. Nous nous sommes suffisamment expliqué sur cette manière de voir et sur la prétendue tonification dans la phthisie pulmonaire comme dans toute maladie. Nous considérons en conséquence l'addition de la quinine à la digitale, selon Günther, comme beaucoup plus nuisible qu'utile dans cette maladie, malgré que nous ne nous en exagérions pas les dangers d'après certaines doctrines sur la nature du trouble des organes digestifs dans l'état fébrile; et que nous ne nous abusions pas davantage sur ces doctrines que sur la théorie du paysan de Welberg.

----

(1) *Journal der praktischen Heilkunde* von Hufeland und Osann.

PREMIÈRE NOTE.

SUR LA MÉTHODE DE DZONDI

ET LE TRAITEMENT DE LA SYPHILIS EN GÉNÉRAL.

Il n'est peut-être aucune maladie sur laquelle on ait tant oublié d'un côté, et de l'autre si peu appris, que la maladie qui fait l'objet de cette note. On voit encore faire des frictions dans le traitement de la syphilis, mais certes il aurait de la bonhomie celui qui, frictionnant à tort et à travers, viendrait nous dire qu'il traite par la méthode de Bell ou celle de Petit et de Fabre. On traite par des méthodes nouvelles, comme par les anciennes, en les méconnaissant et sans saisir l'éclair de génie auquel on doit la découverte de ces méthodes ou leur première application. La génération médicale qui est aujourd'hui à son déclin est peut-être plus gâtée et plus incapable encore à l'égard de cette maladie que de beaucoup d'autres choses. Pendant à-peu-près cinquante ans, elle a confié nonchalamment sa barque à la routine insoucieuse, et voué à l'oubli les exemples des plus grands maîtres. Aujourd'hui on reconnaît de toutes parts sur quels écueils un si mauvais pilote a jeté cette génération médicale. Un esprit scrutateur s'est élevé et a porté son flambeau au milieu de cette confusion de travaux stériles. On reconnaît que, si l'on croyait avoir guéri, c'était faute de bien examiner, et un cri général d'accusation s'élève contre la médecine. Pour être juste cependant, ce n'est pas la médecine qu'il faut accuser généralement, mais la médecine d'une époque, cette médecine voguant avec les voiles de la routine et de je ne sais quelle théorie de spécificité, de propriété occulte dans les médicamens.

La méthode de Dzondi conduit naturellement à discuter ces questions. Cette méthode ne consiste, ni à fractionner, ni à graduer d'une manière ou d'une autre les doses, ni à donner une certaine quantité de mercure en un certain temps. N'y voir que l'une de ces choses ou même toutes ces choses, ce serait ne pas saisir la pensée de Dzondi, ne pas comprendre sa méthode : car une méthode n'est qu'une pensée. Or cette pensée, la voici : Dzondi a reconnu qu'il ne suffit pas de donner du mercure pour guérir la syphilis, mais qu'il faut opérer quelque chose dans l'organisme infecté pour arriver au but, et que le mercure n'est qu'un moyen propre à le faire. Or, ce quelque chose qu'il faut opérer dans l'économie au moyen du mercure, c'est une révolution critique, un travail morbide qui élimine l'agent de l'infection ; et qui n'est autre chose que les mouvemens provoqués par l'ingestion d'un autre agent morbifique, savoir *le remède lui-même*, le mercure, contre lequel la nature se révolte pour le réexpulser et l'empêcher d'être une source de maladie aussi, ou la cause de cette infection par l'art appelée cachexie mercurielle. Toute la méthode de Dzondi n'est donc qu'une manière d'opérer cette révolution critique : elle est là tout entière, et hors de là on n'est plus dans sa méthode. Nous ne croyons pas sans utilité, surtout aujourd'hui, d'exposer cette méthode, et nous en faisons connaître les bases d'après l'ouvrage publié par le professeur Dzondi lui-même (1).

Ces bases ne sont point particulières au professeur de Halle. Le professeur Dzondi est du nombre de *ces observateurs de la nature au lit du malade* auxquels en appelait Fabre, par rapport à la méthode de Petit (2), et qui tiennent compte, pour expliquer les méthodes thérapeutiques, des phénomènes pathologiques. D'après l'expérience de ces médecins, le mercure n'a point une action mécanique, comme d'atténuer nos fluides trop épais, ou une action chimique, comme de neutraliser le virus syphilitique de la même manière à-peu-près qu'un oxide métallique neutralise un acide : il n'est point un spécifique anti - vénérien, mais seulement un agent propre à provoquer et à entretenir certains mouvemens morbides par lesquels la nature guérit , en se débarrassant du foment morbifique. Cette manière de voir, qui est d'accord avec cette belle pensée d'un grand homme, que le médecin ne commande à la nature qu'en lui obéissant (3), compte pour elle l'autorité des vrais observateurs, tels que Petit, Fabre, Bordeu, Fr. Hoffmann, Louvrier, et parmi les contemporains Rust, Chelius, Dzondi, Hessert, M. Schahl, etc. De tels médecins ne perdront pas de vue la réaction de *chaque nature* (4). Ils ne combattront pas une chimère abstraite de syphilis par des moyens que l'on imagine inventés ou trouvés

---

(1) *Neue zuverlæssige Heilart der Lustseuche ,* etc.

(2) *Lettres pour servir de supplément au Traité des maladies vénériennes.* Lettre cinquième.

(3) Baglivi , *de praxi medica.*

(4) *Naturæ morborum sunt medicatrices ,* Epid. lib. iv.

tout exprès contre ce fléau, et sauront, selon les modifications individuelles, choisir entre les différentes méthodes et manier les différens remèdes.

Le professeur Dzondi, quant à sa méthode, veut que l'on administre le mercure de manière à ce qu'il soit lui-même entraîné, avec le virus syphilitique, par le mouvement éliminateur et les évacuations critiques qu'il aura provoqués. Pour assurer cette réexpulsion du mercure, il prescrit avec beaucoup de soin d'éviter, dans le régime, tout ce qui pourrait contrarier le mouvement de la nature, qu'il cherche à soutenir d'autre part par les boissons, la température au milieu de laquelle se trouve le malade, et autres accessoires. Il veut d'ailleurs que si le malade a subi des traitemens mercuriels antérieurs, on ne procède pas à son traitement avant qu'il n'ait pris des préparations de soufre pendant 15—30 jours, pour le purger du mercure qui serait resté dans le corps. Voici deux formules qu'il donne dans ce but : *fleurs de soufre*, deux onces; *teinture d'opium*, vingt gouttes, *eau distillée*, quatre onces. M. S. à prendre trois cuillerées à bouche par jour.— *Sulfure de potasse*, vingt grains; dissolvez dans *eau distillée*, une once, *sirop de canelle*, deux gros : à prendre trois fois par jour une dose pareille.

Il s'agit maintenant de savoir comment on arrive au but que se propose l'auteur. Comme la loi de l'habitude est une loi de la nature, il faut administrer le mercure de telle façon que, *la nature ne s'y habituant pas*, il provoque un léger trouble, *une réaction morbide* dans l'organisme, par laquelle seulement le virus syphilitique, et avec lui le mercure ingéré, peuvent être éliminés, rejetés hors l'organisme. C'est cette révolution critique à laquelle Bordeu veut que l'on soit attentif,

même dans les maladies chroniques, et dans la syphilis
entre autres (1). Voilà les raisons pour lesquelles Dzondi
ne fait prendre ses pilules que de deux jours l'un, et
augmente la dose à chaque nouvelle prise. Toute sa méthode consiste, *non à graduer les doses simplement, non
à les fractionner*, mais à ménager habilement l'administration du mercure de manière à provoquer une réaction morbide, un travail critique, et c'est cette *administration habile* qui lui permet de commencer par de
fort petites doses, $\frac{1}{3}$ de grain, et lui fait opérer une
plus grande révolution avec 12 grains de deuto-chloru-
re, dans l'espace d'un mois, que n'en opèrent d'autres
en trois mois, en faisant prendre chaque jour un demi-
grain, et en somme 45 grains de la même préparation
mercurielle. Je crois même que l'on pourrait, en vertu
des lois de l'organisme, user de plus petites doses encore, en commençant par $\frac{1}{20}$ de grain et en augmentant
de $\frac{1}{25}$ au lieu de $\frac{1}{10}$, ce qui n'exigerait que six grains en
tout. Mais alors il faudrait, par d'autres moyens, aug-
menter la susceptibilité individuelle, et seconder ainsi
l'action du mercure.

Un jeune homme a été soumis, il y a passé un an, au
traitement par la méthode de Dzondi avec les modifications que j'ai fait subir à celle-ci et que je propose ici.
Il était infecté depuis dix-huit mois. On lui avait fait

---

(1) « La nature, abandonnée à elle-même, n'a point la faculté d'exciter la révolution critique que favorise l'usage du
mercure; de là vient encore qu'on ne doit employer ce remède
qu'avec beaucoup de circonspection : car, dit Baillou, le mercure est une sorte de levier dont nous nous servons pour dé-
raciner et emporter avec force les maladies. » Bordeu, *Recherches sur les maladies chroniques.*

faire déjà deux traitemens pour divers symptômes, à la suite de blennorrhagie et de chancres : l'un, par la liqueur de Van-Swieten ; l'autre, par les frictions mercurielles. Ce malade avait fait vingt-deux frictions en janvier 1829, de deux gros et plus chacune, sans qu'on lui fît garder la chambre. Lorsque je le vis, il était affecté d'ophtalmie vénérienne, et des chancres se montraient successivement aux parties, aux gencives, sous la langue, dans la gorge : les amygdales étaient en partie détruites par des ulcérations. Incertain d'abord sur la complication des accidens par suite d'une mauvaise administration du mercure, je soumis ce malade à un traitement préparatoire par les bains sulfureux surtout, et par l'usage de la salsepareille. La persistance des accidens me força à recourir au traitement mercuriel.

Après avoir préparé le malade par quelques bains encore et par plusieurs purgatifs, pour rendre le corps plus susceptible de l'action du mercure, je le confinai dans sa chambre et lui fis prendre les pilules de Dzondi en commençant par un dixième de grain. La dose fut augmentée d'un vingtième tous les deux jours, et cette médication soutenue par une tisane de douce-amère avec la salsepareille que, le soir, il buvait chaude dans son lit.

La perturbation des fonctions organiques, la réaction morbide, caractérisée par une grande disposition aux sueurs, de l'abattement des membres, l'accélération et la plénitude du pouls jointes à sa mollesse, le manque d'appétit, etc., ne tardèrent pas à se manifester. Cette réaction se soutint parfaitement, malgré ces doses réduites, et le travail critique fut marqué en outre, pendant la dernière moitié du traitement, par une disposition à se décourager et à désespérer même de la guérison, à laquelle M. Hessert rend attentif, parce qu'elle est l'indice le plus sûr peut-être d'une profonde perturbation, d'une profonde révolution, opérée dans l'économie vivante, sous l'influence du traitement.

Dans les derniers temps, la disposition aux sueurs ayant diminué et la circulation étant moins accélérée, je donnai un dernier coup de fouet en augmentant chaque jour les doses au lieu de le faire de deux jours l'un, ce qui néanmoins ne fut pas suivi d'effets très marqués. Le malade dont il s'agit a parfaitement guéri, et n'a revu depuis aucunes traces de maladie. Au reste, cette observation prouve en quelque sorte une chose dont je suis persuadé : c'est que, par un traitement préparatoire convenable et par des moyens concomitans auxiliaires du mercure, comme tisanes, vêtemens, température égale, on peut parfaire la révolution critique nécessaire à la guérison avec de moindres doses de mercure, tandis que, sans ces accessoires, celui-ci seul et mal administré reste insuffisant.

Il est certainement remarquable que ce soit ce même sublimé corrosif, dont on a abusé d'une manière si fâcheuse, et dont on abuse encore dans la liqueur mercurielle ou liqueur de Van-Swieten, que le professeur Dzondi manie avec tant d'habileté et d'avantages. Ceci prouve que les méthodes thérapeutiques consistent souvent autant *dans le mode d'administration* que *dans le choix des remèdes :* c'est ce qui fait que les mêmes moyens n'ont pas les mêmes succès en des mains différentes, et ce qui faisait dire avec un si grand sens au professeur Chaussier : *la médecine, c'est la méthode.*

Il n'est pas de maladie dont se mêlent plus souvent les charlatans les plus ignares que la maladie qui nous occupe, et il n'en est pas sur laquelle, même parmi les médecins instruits, il y ait moins d'idées claires et positives. La plupart sont dominés encore par les hypothèses mécaniques de Boerhaave et de Van-Swieten, ou par je ne sais quelle hypothèse obscure de spécificité. C'est en vertu de ces hypothèses que l'on a fait un abus si général de la liqueur mercurielle. On suppose qu'il ne s'agit que d'ingérer du mercure dans le corps pour guérir la syphilis, et il y a des médecins qui évaluent la certitude de la guérison par le temps qu'a duré le traitement et le poids du mercure introduit dans l'économie. Pour ceux-là, la réaction de la nature n'est rien, et l'effet des remèdes sur l'organisme ne vaut pas la peine d'être observé. Or voici ce qui arrive. *La nature s'habitue* à ce poison ingéré chaque jour *à doses égales*, soit par la liqueur de Van-Swieten, soit autrement. Sa réaction par conséquent reste trop faible pour amener une *solution critique et radicale* de la maladie. Aussi est-elle insensible, cette réaction, et les malades n'éprouvent aucun symptôme, si ce n'est l'affection de la bouche, qui fait suspendre pour quelque temps le traitement que l'on continue ensuite. Seulement, comme cette réaction vitale est distraite en partie par l'absorption du mercure, *elle cesse*, au bout d'un certain temps, *d'être sensible au siége* des ulcérations ou autres désordres excités par le virus vénérien : c'est-à-dire que *les symptômes sont palliés.* Mais viennent après coup ces nombreuses récidives, d'autant plus terribles que la réaction vitale qui se fait alors est celle d'un organisme obéré et détérioré par ce mercure, dont il faut qu'il se défende sans cesse; celle d'un organisme infecté d'un double principe délétère, du venin syphilitique et du poison mercuriel (1). De là mille

---

(1) *Chelius, Handbuch der Chirurgie. I*^{er} *Bd.* Heidelberg, 1826. — *Von der Mercurial-Krankheit.* Cachexie mercurielle.

désorganisations affreuses, mille formes de lésions organiques produites par le mal qui continue ses ravages, et
contre lequel on n'a plus même la ressource de recourir
encore au mercure.

Cet abus du mercure, je prie qu'on me comprenne
bien, ce n'est pas *dans la quantité du remède,* mais *dans
sa mauvaise administration,* que je le vois. Il y a abus de
mercure, même quand une petite quantité est administrée pour sa spécificité seule, et non pour produire un
mouvement critique de la nature. Il y a encore abus,
quand, en vertu de cette même spécificité, on donne le
mercure contre les symptômes syphilitiques primitifs et
locaux. En effet, le mercure n'est pas seulement inutile
alors, mais il est encore nuisible. Il contrarie la réaction
naturelle qui se fait au siége de l'affection locale; il
trouble la nature dans sa tendance à circonscrire et bor-
ner le mal. Il appelle ailleurs, dans les intestins, l'action vitale, stimule l'activité des organes de l'absorption,
et favorise ainsi l'infection constitutionnelle plutôt qu'il
ne la prévient et ne l'empêche. Ces vues, qui sont celles
de Fabre, Bell, Rust, Louvrier, sont professées depuis
plus de vingt ans par M. Hessert, chirurgien en chef des
armées et médecin du grand-duc de Darmstadt, et ont été
soutenues d'une manière distinguée devant la faculté de
Strasbourg par M. Eissen, dans sa thèse inaugurale (1).
Si, comme quelques-uns le pensent, les symptômes énu-
mérés par Celse, dans son chapitre *de obscœnarum par-
tium vitiis* (2), sont bien les mêmes que les symptômes

---

(1) M. Eissen, *la Contagion considérée sous quelques-uns de
ses rapports :* 1828, pag. 20 et suiv.

(2) C. Celsus, *de re medicâ,* lib. VI, cap. XVIII.

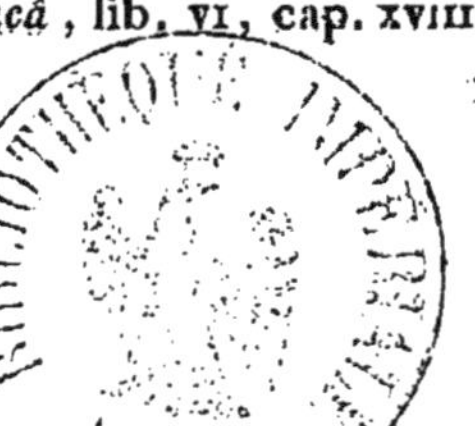

13

primitifs de notre syphilis, ne pourrait on pas attribuer l'obscurité où il nous laisse sur les symptômes consécutifs à la moindre fréquence de ceux-ci, en raison d'un traitement plus conforme à la nature peut-être que nôtre administration du mercure?

Au reste, la méthode de Dzondi, assise sur ces larges bases de l'observation clinique, est, comme plusieurs autres méthodes, sujette à des variations dans ses résultats. Quelques observations faites à la clinique médicale de Strasbourg, d'autres faites dans le service de M. Schahl, qui en a obtenu des effets surprenans, d'autres encore faites à l'hôpital des Vénériens de la même ville, qui m'ont été communiquées par le docteur Eissen, ont prouvé que, si elle produit un mouvement critique et une secousse fébrile marqués chez les individus susceptibles, elle ne produit aucun effet appréciable chez d'autres moins susceptibles. Dès-lors, elle n'offre pas plus de garanties de guérison que toute autre, et l'on doit craindre que des symptômes palliés ne reparaissent plus tard. En ceci encore, elle doit être soumise aux vues thérapeutiques générales, et l'on doit préparer les malades peu susceptibles par des saignées, des bains et des purgatifs, à-peu-près comme l'on fait pour les méthodes de Fabre, Bell et Rust, qui resteront toujours comme des modèles d'une saine et profonde thérapeutique. Cette préparation, dit Chelius, augmente la susceptibilité pour l'action du mercure ainsi que l'activité des organes de l'absorption (1).

La méthode de Dzondi n'est donc, en résumé, que l'un des moyens propres à provoquer une secousse, une réaction morbide, et elle ne peut par conséquent, pas plus que

____

(1) *Handbuch der Chirurgie.* §. 756.

toute autre, dispenser de cette solution critique. En agir ainsi, ce serait méconnaître son esprit et la détruire dans ses fondemens. D'un autre côté, elle n'est pas la seule qui puisse conduire à ce but d'une saine thérapeutique. L'observation place au moins au même rang l'administration *à doses graduées* du calomel ou proto-chlorure de mercure, selon Fr. Hoffmann (1), et même en commençant avec de petites doses. Mais il ne faut pas prendre pour des évacuations critiques les premiers effets de l'irritation intestinale par le mercure, que Dzondi cherche à enrayer, en faisant prendre, après ses pilules, ingérées elles-mêmes après le repas, quelques gouttes de laudanum, et que Fabre a soigneusement distingués du travail critique (2).

J'ajouterai, en finissant, que toute méthode thérapeutique, qui produira ce travail critique de la nature, même sans mercure, doit mériter la même confiance. Mais l'expérience seule peut décider si nos autres agens thérapeutiques sont toujours suffisans pour atteindre le but. Déjà on pourrait croire que cela se peut quelquefois; et ces méthodes, dans lesquelles on a soin de protéger l'action de la nature par le régime et les vêtemens, achèveront sans doute de ramener à la véritable thérapeutique ceux qui usent du mercure. Quand ce serait là leur seul résultat, ce serait déjà un grand bien. Du reste, le mercure, qui est un agent précieux, non dans la syphilis seulement, mais dans un grand nombre de maladies, quand on s'en sert comme de ce levier dont parle Baillou, ne sera pas pour cela banni de l'arsenal

----

(1) *Medicina rationalis.*

(2) *Traité des maladies vénériennes.*

de la médecine. Les grands résultats obtenus par Rust et autres, en usant de la méthode de Fabre pour des maladies qui n'ont rien de commun avec la syphilis (1); les succès obtenus dans les maladies contagieuses aigues (2) et dans toutes sortes de maladies inflammatoires par de nombreux praticiens; les belles observations sur la péritonite récemment faites par M. Velpeau (3), en sont autant de garans. Déjà le célèbre Bordeu avait posé ces questions : « Le mercure serait-il le seul et unique remède contre les affections syphilitiques ? Ou ces affections seraient-elles les seules où ce minéral eût de l'efficacité (4)? » Tant il est vrai que le génie propre à la médecine est toujours le même, à travers les âges de celle-ci, et qu'il faut puiser ce génie aux grandes sources d'où il découle jusqu'à nous ; à ces sources, où l'on acquiert une instruction bien autrement solide que dans les seuls ouvrages à la mode ; à l'école de ces médecins doués du génie médical, appelés justement les pères de la médecine, et auprès desquels on sent peu à peu se développer en soi le sens de l'observation, jusqu'à pouvoir dire enfin : *Ed io anche!*....

---

(1) *Magazin für die gesammte Heilkunde.*

(2) *Précis historique sur une épidémie de miliaire*, par MM. Hessert et Schahl. — *De la nature des fièvres*, par Gianniui, etc.

(3) Arch. gén. de méd. Avril. 1829.

(4) *Recherches sur les maladies chroniques.*

DEUXIÈME NOTE.

SUR LE TRAITEMENT DU TYPHUS.

Je crois devoir ajouter ici une seconde note sur le traitement du typhus, et voici pour quelles raisons. A la fin de 1827, et dans le cours de l'année 1828, j'ai eu occasion d'observer, sur plusieurs points, l'épidémie de fièvre typhique qui a parcouru la plus grande partie de la Lorraine, durant plus de deux ans, épidémie dont la migration d'un lieu à un autre eût été curieuse à suivre pour tout ce pays, comme j'ai été à même de la suivre pour certains points isolés. J'ai entretenu plusieurs personnes des résultats de mes observations. M. Bretonneau, dans la notice qu'il a lue à l'Académie de médecine sur la contagion de la dothinentérie, a fait mention de quelques faits que je lui avais communiqués, à côté de cette foule de preuves sur lesquelles il appuyait son opinion à cet égard, opinion que j'avais conçue sur le théâtre même de l'observation, et que j'ai été heureux de retrouver chez un observateur aussi distingué. Le *Bulletin des sciences médicales*, l'*Osservatore medico* de Naples, rédigé par le docteur Magliari, out également fait mention de mes observations sous un autre rapport, celui des résultats thérapeutiques. Cependant je n'ai encore rien publié à cet égard, et d'autres occupations m'ont empêché jusqu'ici de trouver le loisir nécessaire pour établir avec soin le récit des faits au sujet de cette grave maladie. En attendant donc qu'il me soit possible de faire en quelque sorte l'histoire de l'épidémie de Lorraine, pour certains lieux qu'elle a parcourus, je ne veux pas différer plus long-temps la publication de quelques propositions sur le traitement de cette peste de l'Occident, comme l'appelaient nos devanciers.

En premier lieu, il s'agit de poser nettement à quelle maladie il faut rapporter les résultats pratiques dont je vais parler. Or, c'est à la maladie appelée dothinentérie par M. Bretonneau, affection typhoïde par MM. Chomel et Louis, typhus contagieux par Hildenbrandt, fièvre pétéchiale par Frédéric Hoffmann et par les Italiens, entr'autres Borsieri, Barzellotti, Palloni, etc., et que j'appellerai tout simplement *typhus* ou *fièvre typhique*. Cette maladie, tantôt ravage les armées et désole des contrées entières sous forme épidémique, tantôt, et même le plus souvent, elle se montre sporadique, et c'est sous cette forme qu'elle existe constamment dans les grandes villes, et notamment dans les hôpitaux de Paris, comme l'a si bien dit M. Bretonneau. Mais, sporadique ou épidémique, c'est toujours une même maladie, offrant les mêmes symptômes caractéristiques, la même marche, les mêmes lésions anatomiques, et susceptible du même traitement. Sous ce rapport, on peut dire d'elle ce qui est généralement reconnu pour la variole, la rougeole et toutes les maladies contagieuses, qui, tantôt se montrent isolées, tantôt deviennent épidémiques, mais qui n'en ont pas moins la même nature dans l'un et l'autre cas, et ne diffèrent tout au plus que par des degrés différens. C'est ainsi que, dans toutes les épidémies, on a remarqué une mortalité plus grande en même temps que la maladie atteignait un plus grand nombre d'individus, remarque que M. Chomel a confirmée même au sujet de l'épidémie de pneumonie observée l'hiver dernier à l'hôpital de la Charité (1) : ce qui explique pourquoi les maladies contagieuses ne sont pas toujours épidémiques, les mêmes circonstances qui rendent la maladie plus grave étant nécessaires aussi à sa propagation. C'est en conséquence à tort que l'on a fait du typhus sporadique une maladie différente du typhus épidémique, sous le nom d'affection *typhoïde*.

Il s'agit donc ici d'une maladie qui ne doit son origine, ni à une prétendue diathèse asthénique, ni à une prétendue surexcitation intestinale, mais à une infection du sang par un principe contagieux, de la même manière que cela existe pour la variole. Déjà M. Louis a parfaitement établi la différence du diagnostic de cette affection d'avec celui de l'entérite, que l'école de M. Broussais avait confondus, et il ne reste rien à dire après ce que M. Louis en a dit. Mais une autre maladie avec laquelle on pourrait la confondre, c'est la phlébite et la fièvre puerpérale dans certains cas : M. Tonnellé, dans l'excellent écrit qu'il vient de publier sur les *fièvres puerpérales*, admet une forme *typhoïde* de ces fièvres. Cette forme tient au ramollissement de l'utérus et à la suppuration des veines et des lymphatiques. Cette dernière affection n'est pas contagieuse, et aucun observateur attentif, pas plus que M. Tonnellé, ne confondra cette fièvre puerpérale *typhoïde* avec le vrai typhus. Sans

______

(1) Voy. *la Clinique*, tom. II, n° 33.

entrer dans les détails auxquels je ne puis me livrer ici, je dirai seulement que la durée et la marche du typhus, qui parcourt régulièrement certaines périodes, suffiraient seules pour établir un diagnostic tout-à-fait distinct. Quoi qu'il en soit, à côté de toutes les preuves de transmission que MM. Bretonneau et Gendron ont ajoutées récemment à celles de tant d'autres observateurs, et celles que je puis apporter moi-même, l'une des preuves les plus fortes en faveur de la nature contagieuse du typhus me paraît être le succès du traitement dont je vais esquisser quelques traits.

Convaincu que cette maladie ne tenait, ni à la faiblesse, ni à l'impureté des premières voies, ni à une simple irritation intestinale, mais à une infection du dehors, à un principe contagieux que le travail de la réaction vitale morbide devait éliminer hors l'organisme ; témoin d'ailleurs des revers trop nombreux du traitement stimulant ou brownien, de celui par les purgatifs et les vomitifs, et de celui suivi par l'école de M. Broussais, qui s'applique uniquement à combattre la gastro-entérite par de nombreuses saignées locales et générales, je pensai que la première chose à faire pour un médecin observateur était de constater par quelle voie la nature se débarrasse du principe morbifique, en d'autres termes ce qui arrive dans les cas où la nature guérit, et ce qui a lieu dans les cas les plus graves et les plus malheureux. Or j'avais vu que, tant qu'il y a péril, l'action vitale est concentrée d'une manière frappante dans les grands viscères intérieurs, le cerveau, la poitrine, les intestins, ce que font voir les symptômes de stupeur, la toux, les lésions abdominales, et cette sécheresse, cette âpreté, cet aspect terne et sale de la peau, qui sont autant de phénomènes constans. J'avais vu, d'un autre côté, qu'en même temps que le danger cesse, ces symptômes disparaissent par degrés et que la peau reprend son aspect naturel et devient douce au toucher, halitueuse, souvent même moite et couverte de sueur. Je considérai en outre les heureux effets tirés de l'usage des bains froids par les Anglais, les Italiens et quelques Allemands : j'étais plein encore de la lecture de Giannini (1) et des leçons pratiques de M. Hessert ; je me rappelai ce passage de Barzellotti : *Sopra ogni rimedio si lodano l'immersioni fredde, o le fredde abluzioni.... Certo è che sonosi trovate giovevolissime ancor nei malati, che sembrano caduti nella più gran depressione di forze* (2). Dès lors tout doute avait cessé.

Je commençai à traiter par les bains froids. Bientôt je reconnus que, dans aucune maladie peut-être, il n'y a de si grandes différences dans le degré de la réaction vitale ou de la fièvre, depuis le délire furieux et cette chaleur mordicante de la peau, laissant une sensation pénible dans la main qui a touché le malade, jusqu'à cet état où la chaleur est au-dessous du degré ordinaire et le pouls ralenti, au lieu d'être plus fréquent. Il me parut donc que l'énergie du traitement devait être mesurée sur l'énergie de la réaction morbide.

En conséquence, dans les cas de fièvre intense, je faisais pratiquer une saignée plus ou moins forte d'abord. Puis le traitement par les ablutions était aussitôt mis en usage : il consistait, tantôt en lotions à l'eau froide, à l'eau tiède, à l'oxycrat tiède, à l'eau vineuse tiède ou au

---

(1) De la nature des fièvres, etc.

(2) *Epitome di medicina pratica.*

vin chaud; tantôt en aspersions d'eau froide, et rarement en immersions dans un bain froid. Ainsi, depuis
les lotions au vin chaud, qui doivent se mettre en usage
lorsque toute réaction semble près de s'éteindre, jusqu'à
l'aspersion ou l'immersion à l'eau froide, qui répond à
la plus terrible et à la plus dangereuse énergie de la réaction vitale, il y a bien des degrés dans cette échelle médicatrice qui correspondent à autant de degrés dans l'é-
chelle de la réaction morbide. Le point important est de
saisir le degré qui convient à chaque cas, et c'est cette
gradation précise qu'une épidémie m'a mis à même de
saisir, et qui n'avait point encore été indiquée par les observateurs auxquels nous sommes redevables de ce mode
de traitement.

L'aspersion est rarement nécessaire : elle se fait avec
un arrosoir de jardinier sur le malade placé tout nu dans
une baignoire, en sorte que c'est une pluie froide qui
tombe sur son corps. Les lotions se font avec une éponge
et à grande eau, sur tout le corps et en commençant par
le front et le visage, le malade étant assis sur un tabouret
ou étendu sur un lit de sangles recouvert de draps. Les
lotions doivent être faites plus ou moins souvent, en
raison de la gravité du mal : d'abord on en fait une toutes les deux heures; quand le mieux est décidé, on en
fait deux, trois ou quatre par jour. On essuie légèrement
et l'on couvre légèrement le malade replacé dans son lit.

Au bout de 8, 10 et 12 jours, la peau devient moite, puis
des sueurs s'établissent, lesquelles durent à peu près huit
jours et sont suivies d'une convalescence rapide. La langue se nettoie et redevient humide, même avant les
sueurs; la tête devient libre et tous les symptômes de
stupeur s'effacent par degrés. La diarrhée s'arrête, etc.
Les sueurs une fois établies, on cesse les lotions, après

être revenu des lotions froides aux lotions tièdes, dès qu'il y a moiteur.

Voici maintenant quelques résultats à l'appui. Tous les autres traitemens, dans les mêmes lieux, suivis par d'autres médecins, ne comptaient presque que des revers. Je dois à l'obligeance de M. le docteur Deschamps, médecin à Cirey, fils de notre célèbre Deschamps, une note dont je ferai usage plus tard. Sur 39 malades, soumis régulièrement à ce traitement sous mes yeux dans la Lorraine allemande et dans la Lorraine française, aucun n'a succombé. Je ferai connaître quelques autres cas suivis de mort, parmi les malades auxquels j'ai donné des soins. Quant aux malades abandonnés à la nature, un assez grand nombre ont succombé, et ceux qui ont guéri avaient une convalescence longue, pénible et imparfaite, circonstance propre à cette maladie, tandis que les malades, traités suivant la méthode que j'ai employée, ont eu tous une convalescence franche, rapide et entière. Voilà tout ce que je puis dire ici, me réservant de publier autrement les faits recueillis dans l'observation de cette épidémie.

FIN.

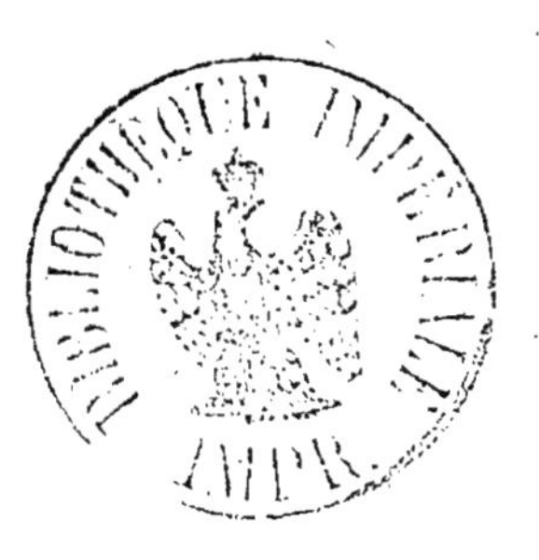